浅表软组织疾病
超声诊断与病理对照图谱

顾　问◎王金锐　杨邵敏

主　审◎陈　霞　苗立英

主　编◎刘　勋　魏　玺

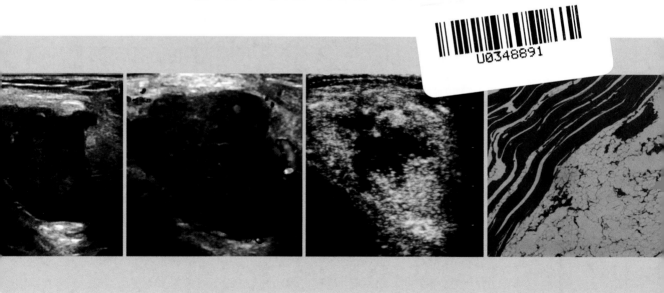

科学技术文献出版社
SCIENTIFIC AND TECHNICAL DOCUMENTATION PRESS
·北京·

图书在版编目（CIP）数据

浅表软组织疾病超声诊断与病理对照图谱 / 刘勋，魏玺主编. —北京：科学技术
文献出版社，2021.3（2025.2重印）
ISBN 978-7-5189-7374-3

Ⅰ.①浅…　Ⅱ.①刘…　②魏…　Ⅲ.①软组织损伤—超声波诊断—图谱
②软组织损伤—病理学—图谱　Ⅳ.① R686-64

中国版本图书馆 CIP 数据核字（2020）第 233015 号

浅表软组织疾病超声诊断与病理对照图谱

策划编辑：刘常旭　　责任编辑：张凤娇　孙秀明　　责任校对：文　浩　　责任出版：张志平

出　版　者	科学技术文献出版社
地　　　址	北京市复兴路15号　邮编 100038
编　务　部	（010）58882938，58882087（传真）
发　行　部	（010）58882868，58882870（传真）
邮　购　部	（010）58882873
官 方 网 址	www.stdp.com.cn
发　行　者	科学技术文献出版社发行　全国各地新华书店经销
印　刷　者	北京地大彩印有限公司
版　　　次	2021 年 3 月第 1 版　2025 年 2 月第 4 次印刷
开　　　本	787×1092　1/16
字　　　数	302千
印　　　张	17.25
书　　　号	ISBN 978-7-5189-7374-3
定　　　价	153.00元

主审简介

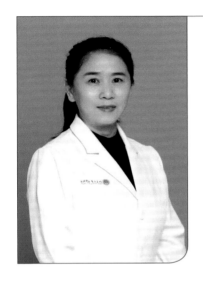

陈 霞

北京大学滨海医院（天津市第五中心医院）超声科主任，主任医师，医学硕士，Thomas Jefferson University 访问学者。

学术任职：现任中国超声医学工程学会浅表器官及外周血管专业委员会委员；中国超声医学工程学会介入超声专业委员会常务委员；天津市医学会超声医学分会常务委员；天津市超声医学工程学会常务委员；天津市医师协会超声医师分会常务委员。

科研教学：研究方向为心血管及介入超声。主持省市级科研项目 3 项，担任《中国超声医学杂志》编委。以第一作者及通信作者在核心期刊发表学术论文 15 篇。

苗立英

北京大学第三医院超声科，主任医师，硕士研究生导师。

学术任职：现任北京市超声医学工程学会超声专业委员会常务委员；北京女医师协会超声医学专业委员会常务委员；中国医药教育协会胃肠超声专业委员会副主任委员。

科研教学：主要研究方向为胃肠道超声诊断及超声造影。擅长腹部脏器超声、浅表器官超声、超声造影及介入超声与治疗，在胃肠急腹症超声诊断方面经验丰富。在

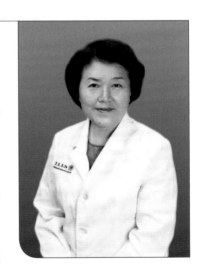

核心期刊及 SCI 收录的期刊发表学术论文 30 余篇。参编医学著作 5 部，参编国家卫生健康委能力建设和继续教育中心组织编写的超声医学专用初级教材、全国高等医学院校超声医学研究生教材、超声医学住院医师规范化培训规划教材及腹部超声检查指南等。

主编简介

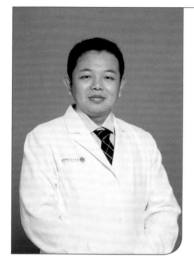

刘 勋

北京大学滨海医院（天津市第五中心医院）超声科主治医师，本科毕业于哈尔滨医科大学，天津医科大学在职研究生。

学术任职：现任中国超声医学工程学会腹部超声专业委员会青年委员；中国研究型医院学会骨与软骨修复专业委员会委员。

科研教学：擅长肌骨、介入、浅表器官及软组织超声。参与国家自然科学基金项目1项，参与天津市重大项目1项，作为第二主持人主持市级科研项目1项，参与北京大学滨海医院与天津大学合作项目1项。在核心期刊发表学术论文7篇。

魏 玺

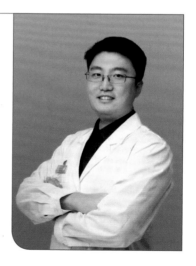

天津医科大学肿瘤医院（天津市肿瘤医院）超声诊断治疗科主任医师，天津市特聘教授，硕士研究生导师，医学博士，美国莫菲特癌症中心博士后。

学术任职：现任中国抗癌协会肿瘤影像专业委员会常务委员，超声学组副组长；天津市医师协会超声医师分会常务委员；天津市医学会超声医学分会委员；天津市超声医学工程学会理事。

科研教学：主持国家自然基金2项，省部级重大专项1项，卫健委重点项目1项。发表多篇SCI收录的学术论文，担任多个SCI收录杂志的审稿人。

编委会

序言一

　　软组织肿瘤是临床上十分常见的疾病，也是病理学中极为复杂且疑难的一类疾病，其分布广泛，种类繁多，因此，如何对软组织肿瘤做出正确诊断一直是广大超声医师所共同期待的。

　　近年来，软组织肿瘤超声研究愈来愈多，然而这方面研究起步较晚，且缺乏强有力的专业研究团队，又由于软组织疾病及肿物在全身体表分布广泛，疾病种类多而复杂，使软组织肿瘤的正确诊断存在一定困难，高频超声探头的问世为浅表软组织疾病的诊断掀开了新的篇章！

　　《浅表软组织疾病超声诊断与病理对照图谱》一书由多名临床经验丰富且对软组织肿瘤有多年研究的专家共同撰写，充分展示了编委们非常宝贵的临床经验和研究成果。本书以超声影像为主线，密切结合临床与病理，以期使读者对软组织疾病有更全面的认识。

　　全书分章节介绍，图文并茂，条理清晰，使人耳目一新。相信《浅表软组织疾病超声诊断与病理对照图谱》一书的出版，必将会推动超声医师对浅表软组织疾病的深入研究，也会对临床及超声医师诊治水平的提高有所裨益。

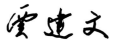

中国超声医学工程学会常务副会长

《中国超声医学杂志》编辑部主任

2020 年 12 月于北京

序言二

如前所述，软组织肿瘤是临床及病理学中最为复杂且疑难的一类疾病，目前病理学中常见的至少包括 100 种，加上其亚型共超过 300 种，这样复杂的疾病种类，对超声医师诊断而言是极其困难的，如何结合临床及超声图像得出一个更加贴近病理诊断的超声提示，是超声医师共同期望学到的。

由于国内医院等级及医师资历和经验的不同，浅表软组织肿物疾病的超声诊断水平一直存在很大程度的差距，本书从临床及病理学角度出发，使超声医师能够得到更加准确且综合的认知，以提高超声诊断的准确率。

软组织肿瘤具有分布广、类型多、形态复杂等多样性的特点，超声诊断更是容易出现同病异影、同影异病等情况。本书集合了全国多家大型医院的临床病例，并以世界卫生组织（World Health Organization，WHO）在 2020 年发布的第五版软组织肿瘤分类为基础，反推肿物的超声特征，同时，编委们结合自己的经验、教训，密切结合临床，以病理为主线，对软组织肿瘤超声诊断进行了综述性介绍，更是对一些容易误诊的病理及存在的错误认知做出了比较明确的解释，这将会对临床诊断提供更为确切的超声成像依据。

《浅表软组织疾病超声诊断与病理对照图谱》一书的出版为超声领域软组织疾病诊断掀开了新的篇章！各位编委以"临床—超声成像—病理"三者结合的方式构思并撰写本书，必将会对提高软组织肿瘤的超声诊断水平起到很好的推动作用。

张雪君

教授、博士研究生导师
天津医科大学医学影像学院
2020 年 12 月于天津

前言

　　近年来，超声医学的飞速发展给临床带来了巨大影响，其在腹部、妇产、心血管、浅表器官等方面均达到了一定高度，但超声在浅表软组织肿物方面的诊断常成为超声医师的一大困惑，为此，本书以病例模式向大家一一展示并梳理软组织肿物的庞大网络。

　　软组织肿瘤具有分布广、类型多、形态复杂等多样性特点，超声检查更易出现同病异影、同影异病等情况，目前，国内外学者对软组织肿瘤有了更深入的认知，加上最新的免疫组化抗体的出现和分子病理学的发展，诊断软组织肿瘤对病理科提出了更加严峻的挑战。近年来，软组织肿瘤的病理诊断是临床病理领域中的难点之一。

　　本书病例以 WHO 在 2020 年发布的第五版软组织肿瘤分类为基础，采用大量病例及图片形式向大家介绍软组织肿瘤的基本特征，包括病史、病例资料、超声特征、病理结果、小结等。在编写过程中，因作者认知的局限性难免会存在对某些少见病例的认知偏颇，敬请读者批评指正！

刘　勋

北京大学滨海医院

2020 年 12 月于天津

目录

第一章

基础知识

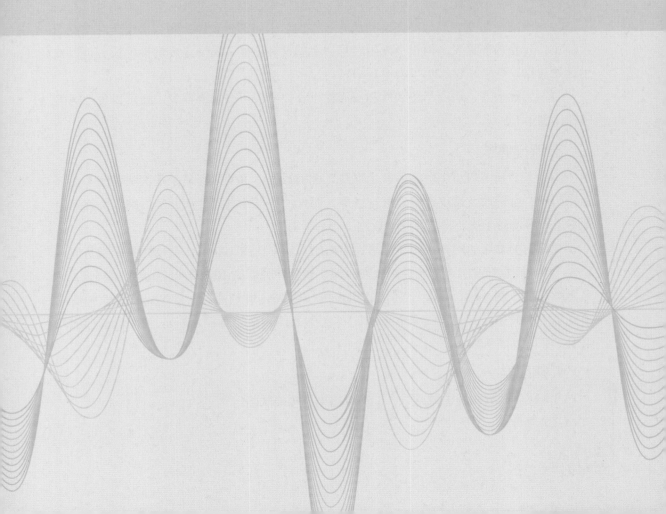

第一节　软组织肿瘤的定义及病因

1. 定义

传统上的软组织是指除骨骼、淋巴造血组织、神经胶质组织之外的非上皮组织，包括纤维组织、脂肪组织、肌肉组织、脉管、腱鞘滑膜、间皮等，各种实质脏器的支持组织也属于软组织范畴。

目前，最新认知为包括软组织在内的所有肿瘤均起自于多潜能性前体细胞，绝大多数软组织肿瘤来自于间叶干细胞，这些干细胞具有不同方向分化并形成各种不同类型成熟细胞的潜能。

超声角度所认知的软组织肿物：凡是发生于软组织内的无论其来源及分化方向，均是超声应该纳入诊断的范畴。

2. 分类

（1）良性病变：生物学行为良好，一般切除后很少复发，或者多因切除不净复发，完整切除后仍可治愈者（表 1-1-1）。

（2）中间性病变：局部侵袭性和偶有转移性。①局部侵袭性：病变呈侵袭性或浸润性生长，容易局部复发，但很少发生转移；②偶有转移性：病变呈浸润性生长，可以发生远处转移，概率一般 <2%（表 1-1-1）。

（3）恶性病变：病变呈侵袭性和浸润性生长，不仅可以局部复发，还可以发生远处转移（表 1-1-1）。

3. 流行病学

实际上，我国软组织肿瘤的发生率缺乏准确数据，主要原因是某些医院可能不将部分脂肪瘤、血管瘤及真皮纤维瘤进行送检，而且一些良性自限性病变经过临床准确诊治却不进行手术而无法获得流行病学数据。

在目前的临床病理调查中，良恶性肿瘤的发病率比约 100 : 1，良性肿瘤中脂肪瘤占 30%，纤维性及纤维组织细胞性肿瘤占 30%，血管性肿瘤占 10%，神经鞘肿瘤占 5%，绝大多数病变（约 99%）发生于表浅软组织内，约 95% 肿瘤直径 < 5.0 cm；恶性肿瘤中 75% 位于四肢（尤其是大腿深部），其 1/3 位置表浅，平均直径 5.0 cm，2/3 位于深部软组织，平均直径 9.0 cm。

4. 病因学

（1）化学致癌物：①放射线；②病毒感染和免疫缺陷。

（2）遗传。

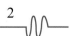

表 1-1-1 2020 版软组织肿瘤 WHO 分类（第五版）

Adipocytic tumours 肿瘤源性肿瘤		Fibroblastic and myofibroblastic tumours 纤维母细胞和肌纤维母细胞性肿瘤	
Benign 良性		*Benign* 良性	
8850/0	Lipoma NOS 脂肪瘤，NOS	8828/0	Nodular fasciitis 结节性筋膜炎
8856/0	Intramuscular lipoma 肌内脂肪瘤		Intravascular fasciitis 血管内筋膜炎
	Chondrolipoma 软骨脂肪瘤		Cranial fasciitis 颅筋膜炎
	Lipomatosis 脂肪瘤病	8828/0	Proliferative fasciitis 增生性筋膜炎
	Diffuse lipomatosis 弥漫性脂肪瘤病	8828/0	Proliferative myositis 增生性肌炎
	Multiple symmetrical lipomatosis 多发对称性脂肪瘤病		Myositis ossificans and fibro-osseous pseudotumour of digits 骨化性肌炎与指（趾）纤维骨性假瘤
	Pelvic lipomatosis 盆腔脂肪瘤病		Ischaemic fasciitis 缺血性筋膜炎
	Steroid lipomatosis 类固醇性脂肪瘤病	8820/0	Elastofibroma 弹性纤维瘤
	HIV lipodystrophy HIV 相关脂肪营养不良	8992/0	Fibrous hamartoma of infancy 婴儿纤维性错构瘤
	Lipomatosis of nerve 神经脂肪瘤病		Fibromatosis colli 颈纤维瘤病
8881/0	Lipoblastomatosis 脂肪母细胞瘤病		Juvenile hyaline fibromatosis 青少年透明纤维瘤病
	Localized (lipoblastoma) 局灶（脂肪母细胞瘤）		Inclusion body fibromatosis 包涵体性纤维瘤病
	Diffuse (lipoblastomatosis) 弥漫（脂肪母细胞瘤病）	8813/0	Fibroma of tendon sheath 腱鞘纤维瘤
8861/0	Angiolipoma NOS 血管脂肪瘤，NOS	8810/0	Desmoplastic fibroblastoma 促结缔组织增生性纤维母细胞瘤
	Cellular angiolipoma 富于细胞性血管脂肪瘤	8825/0	Myofibroblastoma 肌纤维母细胞瘤（原：乳腺型肌纤维母细胞瘤）
8890/0	Myolipoma 平滑肌脂肪瘤	8816/0	Calcifying aponeurotic fibroma 钙化性腱膜纤维瘤
8862/0	Chondroid lipoma 软骨样脂肪瘤		EWSRI-SMAD3-positive fibroblastic tumour (emerging) EWSRI-SMAD3 基因融合纤维母细胞肿瘤（新兴）
8857/0	Spindle cell lipoma 梭形细胞脂肪瘤	8826/0	Angiomyofibroblastoma 血管肌纤维母细胞瘤
8857/0	Atypical spindle cell/pleomorphic lipomatous tumour 非典型梭形细胞/多形性脂肪瘤性肿瘤	9160/0	Cellular angiofibroma 富于细胞性血管纤维瘤
8880/0	Hibernoma 冬眠瘤	9160/0	Angiofibroma NOS 血管纤维瘤，NOS
Intermediate (locally aggressive) 中间性（局部侵袭性）		8810/0	Nuchal fibroma 项纤维瘤
8850/0	Atypical lipomatous tumour 非典型脂肪瘤性肿瘤	8811/0	Acral fibromyxoma 肢端纤维黏液瘤

续表

Malignant 恶性			8810/0	Gardner fibroma Gardner 纤维瘤
8851/3	Liposarcoma ,well-differentiated ,NOS 脂肪肉瘤，高分化，NOS		*Intermediate (locally aggressive)* *中间性（局部侵袭性）*	
8851/3	Lipoma-like liposarcoma 脂肪瘤样脂肪肉瘤		8815/0	Solitary fibrous tumour , benign 孤立性纤维性肿瘤，良性
8851/3	Inflammatory liposarcoma 炎症性脂肪肉瘤		8813/1	Palmar/plantar-type fibromatosis 掌 / 跖纤维瘤病
8851/3	Sclerosing liposarcoma 硬化性脂肪肉瘤		8821/1	Desmoid-type fibromatosis 韧带样型纤维瘤病
8858/3	Dedifferentiated liposarcoma 去分化脂肪肉瘤		8821/1	Extra-abdominal desmoid 腹外韧带样
8852/3	Myxoid liposarcoma 黏液样脂肪肉瘤		8822/1	Abdominal fibromatosis 腹部纤维瘤病
8854/3	Pleomorphic liposarcoma 多形性脂肪肉瘤		8851/1	Lipofibromatosis 脂肪纤维瘤病
	Epithelioid liposarcoma 上皮样脂肪肉瘤		8834/1	Giant cell fibroblastoma 巨细胞纤维母细胞瘤
8859/3	Myxoid pleomorphic liposarcoma 黏液样多形性脂肪肉瘤		*Intermediate (rarely metastasizing)* *中间性（偶有转移性）*	
			8832/1	Dermatofibrosarcoma protuberans NOS 隆突性皮肤纤维肉瘤，NOS
			8833/1	Pigmented dermatofibrosarcoma protuberans 色素性隆突性皮肤纤维肉瘤
			8832/3	Dermatofibrosarcoma protuberans ,fibrosarcomatous 纤维肉瘤性隆突性皮肤纤维肉瘤
				Myxoid dermatofibrosarcoma protuberans 黏液样隆突性皮肤纤维肉瘤
				Dermatofibrosarcoma protuberans with myoid differentiation 隆突性皮肤纤维肉瘤伴肌样分化
				Plaque-like dermatofibrosarcoma protuberans 斑块样隆突性皮肤纤维肉瘤
			8815/1	Solitary fibrous tumour NOS 孤立性纤维性肿瘤，NOS
				Fat-forming (lipomatous) solitary fibrous tumour 形成脂肪的（脂肪瘤性）孤立性纤维性肿瘤
				Giant cell-rich solitary fibrous tumour 富于巨细胞的孤立性纤维性肿瘤
			8825/1	Inflammatory myofibroblastic tumour 炎性肌纤维母细胞肿瘤
				Epithelioid inflammatory myofibroblastic sarcoma 上皮样炎性肌纤维母细胞肉瘤
			8825/3	Myofibroblastic sarcoma 肌纤维母细胞肉瘤
			8810/1	Superficial CD34-positive fibroblastic tumour 浅表 CD34 阳性纤维母细胞肿瘤
			8811/1	Myxoinflammatory fibroblastic sarcoma 黏液样炎性纤维母细胞肉瘤
			8814/3	Infantile fibrosarcoma 婴儿纤维肉瘤

续表

	Malignant 恶性	
说明： 良性肿瘤的编码为 /0； 未明确、交界性或不确定的肿瘤编码为 /1； 原位癌和Ⅲ级上皮内瘤变编码为 /2； 原发部位恶性肿瘤编码为 /3；	8815/3	Solitary fibrous tumour, malignant 孤立性纤维性肿瘤，恶性
	8810/3	Fibrosarcoma NOS 纤维肉瘤，NOS
	8811/3	Myxofibrosarcoma 黏液纤维肉瘤
		Epithelioid myxofibrosarcoma 上皮样黏液纤维肉瘤
	8840/3	Low-grade fibromyxoid sarcoma 低级别纤维黏液样肉瘤
	8840/3	Sclerosing epithelioid fibrosarcoma 硬化性上皮样纤维肉瘤

Vascular tumours 脉管源性肿瘤		Peripheral nerve sheath tumours 周围神经鞘肿瘤	
Benign 良性		Benign 良性	
9120/0	Haemangioma NOS 血管瘤，NOS	9560/0	Schwannoma NOS 神经鞘瘤，NOS
9132/0	Intramuscular haemangioma 肌内血管瘤	9560/0	Ancient schwannoma 古老型神经鞘瘤
9123/0	Arteriovenous haemangioma 动静脉性血管瘤	9560/0	Cellular schwannoma 富于细胞性神经鞘瘤
9122/0	Venous haemangioma 静脉性血管瘤	9560/0	Plexiform schwannoma 丛状神经鞘瘤
9125/0	Epithelioid haemangioma 上皮样血管瘤		Epithelioid schwannoma 上皮样神经鞘瘤
	Cellular epithelioid haemangioma 富于细胞性上皮样血管瘤		Microcystic/reticular schwarinomm 微囊状 / 网状神经鞘瘤
	Atypical epithelioid haemangioma 非典型上皮样血管瘤	9540/0	Neurofibroma NOS 神经纤维瘤，NOS
9170/0	Lymphangioma NOS 淋巴管瘤，NOS		Ancient neurofibroma 古老型神经纤维瘤
	Lymphangiomatosis 淋巴管瘤病		Cellular neurofibroma 富于细胞性神经纤维瘤
9173/0	Cystic lymphangioma 囊性淋巴管瘤		Atypical neurofibroma 非典型神经纤维瘤
9161/0	Acquired tufted haemangioma 获得性丛状血管瘤	9550/0	Plexiform neurofibroma 丛状神经纤维瘤
Intermediate (locally aggressive) 中间性（局部侵袭性）		9571/0	Perineurioma NOS 神经束膜瘤，NOS
9130/1	Kaposiform haemangioendothelioma 卡波西样血管内皮瘤		Reticular perineurioma 网状神经束膜瘤
Intermediate (rarely metastasizing) 中间性（偶有转移性）			Sclerosing perineurioma 硬化性神经束膜瘤
9136/1	Retiform haemangioendothelioma 网状血管内皮瘤	9580/0	Granular cell tumour NOS 颗粒细胞瘤，NOS
9135/1	Papillary intralymphatic angioendothelioma 淋巴管内乳头状血管内皮瘤（Dabska 瘤）	9562/0	Nerve sheath myxoma 神经鞘黏液瘤

9136/1	Composite haemangioendothelioma 复合性血管内皮瘤	9570/0	Solitary circumscribed neuroma 孤立性局限性神经瘤
	Neuroendocrine composite haemangioen-dothelioma 神经内分泌复合性血管内皮瘤		Plexiform solitary circumscribed neuroma 丛状孤立性局限性神经瘤
9140/3	Kaposi sarcoma 卡波西肉瘤	9530/0	Meningioma NOS 脑膜瘤，NOS
	Classic indolent Kaposi sarcoma 经典惰性卡波西肉瘤		Benign triton tumour/neuromuscular choristoma 良性蝾螈瘤 / 神经肌肉迷走瘤（错构瘤）
	Endemic African Kaposi sarcoma 非洲地方性卡波西肉瘤	9563/0	Hybrid nerve sheath tumour 混杂性神经鞘肿瘤
	AIDS-associated Kaposi sarcoma AIDS 相关性卡波西肉瘤		Perineurioma/schwannoma 神经束膜瘤 / 神经鞘瘤
	Latrogenic Kaposi sarcoma 医源性卡波西肉瘤		Schwannoma/neurofibroma 神经鞘瘤 / 神经纤维瘤
9138/1	Pseudomyogenic (epithelioid sarcoma-like) haemangioendothelioma 假肌源性（上皮样肉瘤样）血管内皮瘤		Perineurioma/neurofibroma 神经束膜瘤 / 神经纤维瘤
Malignant *恶性*		*Malignant* *恶性*	
9133/3	Epithelioid haemangioendothelioma NOS 上皮样血管内皮瘤，NOS	9540/3	Malignant peripheral nerve sheath tumour NOS 恶性外周神经鞘膜肿瘤，NOS
	Epithelioid haemangiendothelioma with WWTR1-CAMTA1 fusion 上皮样血管内皮瘤伴 WWTR1-CAMTA1 融合	9542/3	Malignant peripheral nerve sheath tumour，epithelioid 上皮性恶性外周神经鞘膜肿瘤
	Epithelioid haemangioendothelioma with YAP1-TFE3 fusion 上皮样血管内皮瘤伴 YAP1-TFE3 融合	9540/3	Melanotic malignant peripheral nerve sheath tumour 色素性恶性周围神经鞘膜肿瘤
9120/3	Angiosarcoma 血管肉瘤	9580/3	Granular cell tumour，malignant 恶性颗粒细胞瘤
		9571/3	Perineurioma，malignant 恶性神经束膜瘤
	Smooth muscle tumours 平滑肌源性肿瘤		Tumours of uncertain differentiation 不能确定分化的肿瘤
Benign and intermediate *良性和中间性*		*Benign* *良性*	
8890/0	Leiomyoma NOS 平滑肌瘤，NOS	8840/0	Myxoma NOS 黏液瘤，NOS
8897/1	Smooth muscle tumour of uncertain malignant potential 恶性潜能未定的平滑肌肿瘤		Cellular myxoma 富于细胞性黏液瘤
Malignant *恶性*		8841/0	Aggressive angiomyxoma 侵袭性血管黏液瘤
8890/3	Leiomyosarcoma NOS 平滑肌肉瘤，NOS	8802/1	Pleomorphic hyalinizing angiectatic tumour 多形性透明变性血管扩张性肿瘤
		8990/0	Phosphaturic mesenchymal tumour NOS 高磷酸盐尿性间叶组织肿瘤，NOS
	Skeletal muscle tumours 骨骼肌源性肿瘤	8714/0	Perivascular epithelioid tumour，benign 血管周围上皮样肿瘤，良性
Benign *良性*		8860/0	Angiomyolipoma 血管平滑肌脂肪瘤
8900/0	Rhabdomyoma NOS 横纹肌瘤，NOS	*Intermediate (locally aggressive)* *中间性（局部侵袭性）*	

续表

8903/0	Fetal rhabdomyoma 胎儿横纹肌瘤	8811/1	Haemosiderotic fibrolipomatous tumour 含铁血黄素沉积纤维脂肪瘤性肿瘤
8904/0	Adult rhabdomyoma 成人横纹肌瘤	8860/1	Angiomyolipoma, epithelioid 上皮样血管平滑肌脂肪瘤
8905/0	Genital rhabdomyoma 生殖道横纹肌瘤	*Intermediate (rarely metastasizing)* *中间性（偶有转移性）*	
Malignant *恶性*		8830/1	Atypical fibroxanthoma 非典型纤维黄色瘤
8910/3	Embryonal rhabdomyosarcoma NOS 胚胎性横纹肌肉瘤，NOS	8836/1	Angiomatoid fibrous histiocytoma 血管瘤样纤维组织细胞瘤
8910/3	Embryonal rhabdomyosarcoma, pleomorphic 多形性胚胎性横纹肌肉瘤	8842/0	Ossifying fibromyxoid tumour NOS 骨化性纤维黏液样肿瘤，NOS
8920/3	Alveolar rhabdomyosarcoma 腺泡状横纹肌肉瘤	8940/0	Mixed tumour NOS 混合瘤，NOS
8901/3	Pleomorphic rhabdomyosarcoma NOS 多形性横纹肌肉瘤	8940/3	Mixed tumour, malignant, NOS 恶性混合瘤，NOS
8912/3	Spindle cell rhabdomyosarcoma 梭形细胞横纹肌肉瘤	8982/0	Myoepithelioma NOS 肌上皮瘤，NOS
	Congenital spindle cell rhabdomyosarcoma with VGLL2/NCOA2/CITED2 rearrangements 先天性梭形细胞横纹肌肉瘤伴 VGLL2/NCOA2/CITED2 重排	*Malignant* *恶性*	
	MYOD1-mutant spindle cell/sclerosing rhabdomyosarcoma MYOD1 突变的梭形细胞和硬化性横纹肌 肉瘤	8990/3	Phosphaturic mesenchymal tumour, malignant 恶性高磷酸盐尿性间叶组织肿瘤
	Intraosseous spindle cell rhabdomyosarcoma （with TFCP2/NCOA2 rearrangements） 骨内梭形细胞横纹肌肉瘤（伴 TFCP2/ NCOA2 重排）		NTRK-rearranged spindle cell neoplasm（emerging） NTRK 重排梭形细胞肿瘤（新兴）
8921/3	Ectomesenchymoma 外胚叶间叶瘤	9040/3	Synovial sarcoma NOS 滑膜肉瘤，NOS
		9041/3	Synovial sarcoma, spindle cell 梭形细胞滑膜肉瘤
	So-called fibrohistiocytic tumours 所谓纤维组织细胞性肿瘤	9043/3	Synovial sarcoma, biphasic 双相型滑膜肉瘤
Benign *良性*			Synovial sarcoma, poorly differentiated 低分化滑膜肉瘤
9250/0	Tenosynovial giant cell tumour NOS 腱鞘巨细胞瘤，NOS	8804/3	Epithelioid sarcoma 上皮样肉瘤
9251/1	Tenosynovial giant cell tumour, diffuse 弥漫性腱鞘巨细胞瘤		Proximal or large cell epithelioid sarcoma 近端或大细胞上皮样肉瘤
8831/0	Deep benign fibrous histiocytoma 深部良性纤维组织细胞瘤		Classic epithelioid sarcoma 经典型上皮样肉瘤
Intermediate (rarely metastasizing) *中间性（偶有转移性）*		9581/3	Alveolar soft part sarcoma 肺泡软组织肉瘤
8835/1	Plexiform fibrohisiocytic tumour 丛状纤维组织细胞肿瘤	9044/3	Clear cell sarcoma NOS 透明细胞肉瘤，NOS
9251/1	Giant cell tumour of soft parts NOS 软组织巨细胞肿瘤，NOS	9231/3	Extraskeletal myxoid chondrosarcoma 骨外黏液样软骨肉瘤
Malignant *恶性*		8806/3	Desmoplastic small round cell tumour 促纤维增生性小圆细胞肿瘤
9252/3	Malignant tenosynovial giant cell tumour 恶性腱鞘巨细胞瘤	8963/3	Rhabdoid tumour NOS 横纹肌样肿瘤，NOS
		8714/3	Perivascular epithelioid tumour, malignant 恶性血管周上皮样肿瘤
	Pericytic（perivascular）tumours 周细胞（血管周）肿瘤	9137/3	Intimal sarcoma 内膜肉瘤

续表

Benign and intermediate 良性和中间性		8842/3	Ossifying fibromyxoid tumour，malignant 恶性骨化性纤维黏液样瘤
8711/0	Glomus tumour NOS 血管球肿瘤，NOS	8982/3	Myoepithelial carcinoma 肌上皮癌
8712/0	Glomangioma 血管球瘤	8805/3	Undifferentiated sarcoma 未分化肉瘤
8713/0	Glomangiomyoma 球血管肌瘤	8801/3	Spindle cell sarcoma，undifferentiated 未分化梭形细胞肉瘤
8711/1	Glomangiomatosis 球血管瘤病	8802/3	Pleomorphic sarcoma，undifferentiated 未分化多形性肉瘤
8711/1	Glomus tumour of uncertain malignant potential 恶性潜能未定的血管球肿瘤	8803/3	Round cell sarcoma，undifferentiated 未分化小圆细胞肉瘤
8824/0	Myopericytoma 肌周细胞瘤		
8824/1	Myofibromatosis 肌纤维瘤病	Chondro-osseous tumours 软骨－骨肿瘤	
8824/0	Myofibroma 肌纤维瘤	Benign 良性	
8824/1	Infantile myofibromatosis 婴儿肌纤维瘤病	9220/0	Chondroma NOS 软骨瘤，NOS
8894/0	Angioleiomyoma 血管平滑肌瘤		Chondroblastoma-like soft tissue chondroma 软骨母细胞瘤样软组织软骨瘤
Malignant 恶性		Malignant 恶性	
8711/3	Glomus tumour，malignant 恶性血管球肿瘤	9180/3	Osteosarcoma，extraskeletal 骨外骨肉瘤
Gastrointestinal stromal tumours 胃肠道间质肿瘤			
8936/3	Gastrointestinal stromal tumour 胃肠道间质肿瘤		

● 第二节　如何正确选择软组织肿物的影像学检查方法

　　一般影像学检查方法包括 X 线、CT、MR、超声和核医学检查，临床常规选择的检查方法一般为 CT、MR 和超声。

　　超声检查：可作为首选，其优势包括①方便、快捷、重复性高及无放射性损伤；②能够准确进行体表及解剖层次定位；③能够准确测量肿物体积；④能够多切面观察与周围组织关系；⑤能够提供肿物内部血管分布情况；⑥能够精确引导穿刺活检。

　　CT 增强检查：具有较好的定位和定性能力，对于腹盆腔及腹膜后软组织肉瘤、骨来源肿瘤和具有骨破坏的肿瘤具有较好的优越性，分辨率较低，一般不作首选检查。

　　MR 检查：分辨率明显优于 CT，可以多切面、多角度观察肿物与周围组织结构的关系，并能够提供病变内部血供情况，目前仍然是临床医师比较倾向的体积较大软组织肿瘤的影像学检查方法，但具有价格昂贵、禁忌较多、操作复杂等缺点。

　　核医学检查：一般用于寻找全身多发转移灶时具有明显优势，不作常规使用。

　　X 线检查：主要用于骨病变的检查，较少用于软组织病变的常规检查。

第三节　浅表软组织肿物超声诊断条件和要点

1.基础要求

（1）建议应用高分辨力的彩色多普勒实时超声诊断仪，对体胖患者、深部软组织、深部大关节及较大的病变应选用 3.5 ~ 5 MHz 的探头。

（2）皮下组织、筋膜、肌腱、韧带、血管、神经等浅表组织一般选用 7 ~ 14 MHz 的高频线阵探头。

（3）位置过于表浅时，可选用更高探头频率或导声装置充填。

（4）有开放性伤口时要注意保护伤口，防止感染。

（5）扫查时注意横纵切面相结合。采用合适体位，应方便受检部位进行动态观察。

（6）对过于浅表的软组织肿物适当附加透声辅助用品。

2.技术要点

软组织肿物超声图像表现千变万化，作为超声医师应该具备的基本素养：广泛的软组织肿物病理知识 + 娴熟的肌骨超声技术。

第四节　如何充分发挥超声在软组织疾病肿物诊断中的价值

软组织肿物疾病种类繁多，病理诊断复杂，超声表现千变万化，如何应用超声影像学对软组织肿物进行良恶性鉴别，以及如何指导穿刺显得尤为重要。

对于体表触诊的软组织肿块进行超声检查前，我们应该做哪些工作？

询问病史，比如了解患者工作性质、发病时间、肿物触诊生长快慢、有无压痛、体表皮肤颜色变化、触诊感知肿块硬度，以及是否具有外伤、手术、感染史等，病史的询问需要技巧，比如在询问患者是否有外伤史时，患者可能认为所谓的外伤为外力击打或撞击，但其忽略了生活中的一些用力牵扯动作也是致病因素之一。

对于超声显示的软组织肿块，我们应该观察哪些指标？

可疑病变部位皮肤、脂肪组织、筋膜、肌肉结构层次是否清晰，所发现病变部位应观察其所处具体解剖位置、解剖层次（如跨越多个层次，应关注其来源层次）、测量三个径线、描述病变物理性质（囊性、实性、囊实混合性）、病变回声、病变形态、边界是否清晰、血流状况（浅表肿物的血流应注意不能加压及联合采用探头加压试验），并观察其与周围组织的关系，可疑病变探头加压是否有变形、压痛等症状。

如何质控软组织肿物的二维超声及彩色多普勒超声？

二维图像应该根据肿物深度及内部回声是否清晰来选择合适探头频率，当显示肿物边界及形态时应尽量避免选取低频凸阵探头，合理利用宽景成像获取清晰的高频全景图像，过于浅表肿物合理选用一些透声充填物进行填充以弥补近场图像混杂的劣势；彩色多普勒超声评估肿物内部血流信号时应用探头轻压肿物，适当降低速度等级，以及必要时运用探头挤压试验。

如何看待超声造影在软组织肿物诊断中的价值？

目前对静脉超声造影用于实质脏器的良恶性肿物评价效果已经进行了大量的科学研究及文献分析，而目前关于超声造影在浅表软组织肿物中的价值少有研究，静脉超声造影能够显示肿物内部微量血流信号，对于评价软组织肿物的血供情况具有很高价值，但因软组织肿物组织及病理的复杂性，其超声造影的价值还有待进一步的科学研究。

如何看待介入性穿刺在浅表软组织肿物中的应用价值？

介入性穿刺被广泛应用于临床，越来越多超声医师能够独立掌握介入性穿刺技能，介入性穿刺在浅表器官、实质脏器及空腔脏器肿物的介入性诊断及治疗中已经取得临床的广泛认可，但软组织肿物的介入性诊断具有一定局限性，多数软组织肿物为良性，很多囊性或体积较小肿物不适合穿刺，其次很多肿物病理结果需要根据肿物的整体形态、大体表现及影像学表现进行诊断，比如肌内型结节性筋膜炎的诊断穿刺很难取得良好效果。由于体积偏大肿物的穿刺组织数量具有局限性，因此，有时很难反应肿物的整体镜下表现，比如软组织去分化脂肪肉瘤行穿刺时，很可能得出未分化多形性肉瘤的病理诊断，因为去分化脂肪肉瘤镜下可以呈现多形性肉瘤样细胞形态。所以临床医师应该正确对待软组织肿物的介入性穿刺，而不应该只根据初步的穿刺结果进行盲目的治疗或手术切除。

如何看待超声造影在介入性穿刺中的应用价值？

超声造影可以指导介入性穿刺取得有效的活性组织，进而进行病理诊断。

如何给出适当的软组织肿物超声结论？

对于软组织肿物的初步诊断往往是临床医师根据临床表现、体征、化验及影像学检查给出的，但作为一名超声医师，其给出的超声提示不应仅仅只是根据二维超声及彩色多普勒图像做出，而应该结合病史、临床表现、体征及超声图像给出恰当的提示方向，必要时结合超声造影及进一步介入性穿刺。

（刘勋）

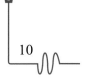

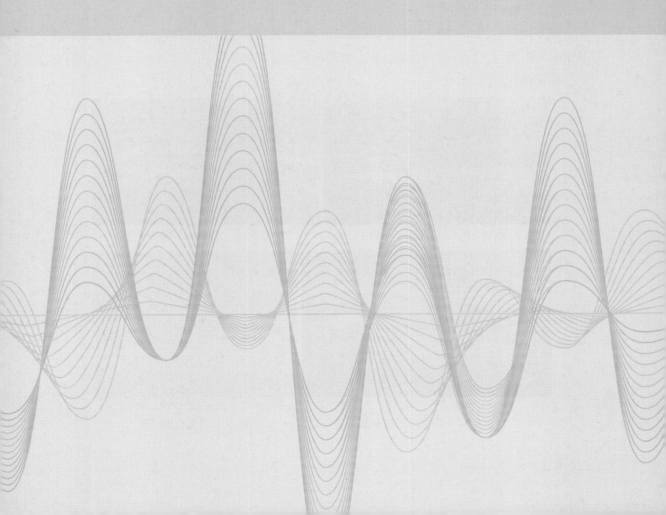

第二章

脂肪组织肿瘤和瘤样病变

脂肪组织是一种以脂肪细胞为成分的特殊类型的结缔组织，其内部大量群集的脂肪细胞由疏松结缔组织分隔成小叶，是人体内最大的储能库。

分型 黄色脂肪组织：成年人几乎全部属于此型，又称单泡脂肪组织，细胞为圆形或多角形。棕色脂肪组织：又称多泡脂肪组织，呈棕色，多见于冬眠动物，亦可见于新生儿，主要分布于肩胛、腋窝、颈部、胸腹后壁、肾与肾上腺周围，随着年龄增加，棕色脂肪不断减少，仅限于肩胛间和主动脉周围。

在动物和人类中，棕色脂肪和黄色脂肪之间有过渡。当体内脂肪组织异常增生，出现结节或肿块时，则称肿瘤性脂肪组织增生，其中包括瘤样病变和脂肪组织肿瘤，脂肪组织肿瘤根据其生物学行为又分为良性、中间性、恶性。

第一节　脂膜炎、脂肪坏死、脂肪肉芽肿

病例一

病史：患者，女性，49 岁，右上臂皮下结节就诊，皮肤可见红斑，有压痛。超声检查见图 2-1-1 至图 2-1-3。

超声特征：皮肤 – 脂肪层内片状低回声区及无回声，边界不清晰，向周边浸润，周围组织回声增强，后方回声衰减，彩色多普勒见少量血流信号。

病理图片（图 2-1-4）：

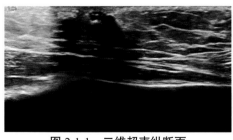
图 2-1-1　二维超声纵断面

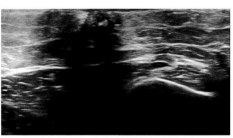
图 2-1-2　二维超声横断面

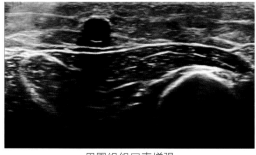
周围组织回声增强
图 2-1-3　二维超声横断面

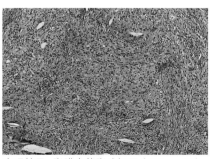
病理结果：脂膜炎伴脂肪坏死（HE，×10）
图 2-1-4　病理组织图

病例二

病史：患者，男性，45 岁，左臀部肿物数年，有压痛，无波动感。超声检查见图 2-1-5，图 2-1-6。

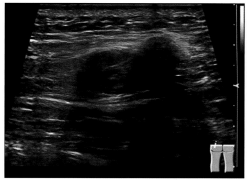

图 2-1-5 二维超声

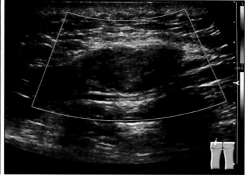

图 2-1-6 彩色多普勒未见明显血流信号

超声特征：皮下脂肪层内低回声区，边界尚清晰，范围约 2.5 cm × 1.6 cm × 1.3 cm，周边组织回声增强，后方回声增强，彩色多普勒未见明显血流信号。

病理图片（图 2-1-7）：

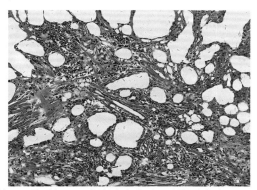

病理结果：脂肪坏死，伴脂肪肉芽肿、油囊形成（HE，×10）

图 2-1-7 病理组织图

病例三

病史：患者，男性，39 岁，右上臂肿物就诊，有轻微压痛。超声检查见图 2-1-8，图 2-1-9。

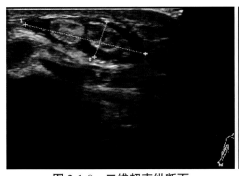
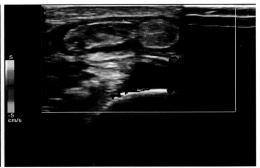

图 2-1-8　二维超声纵断面　　　图 2-1-9　彩色多普勒未见明显血流信号

超声特征：皮下脂肪层内中高回声区，范围约 1.8 cm×1.6 cm×0.6 cm，边界清晰，回声不均匀，周边可见低回声环绕，后方回声增强，彩色多普勒未见明显血流信号。

病理图片（图 2-1-10）：

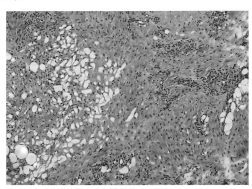

病理结果：脂肪坏死（HE，×10）

图 2-1-10　病理组织图

📋 病例四

病史：患者，女性，44 岁，臀部肿物数年，有轻微压痛，近日疼痛加剧。超声检查见图 2-1-11，图 2-1-12。

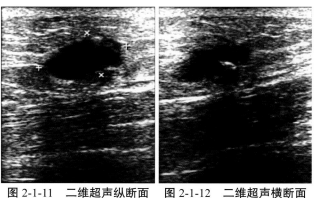

图 2-1-11　二维超声纵断面　　图 2-1-12　二维超声横断面

超声特征：皮下脂肪层内低回声区，范围约 2.0 cm×1.5 cm×1.0 cm，边界不清晰，向周边浸润，周边组织回声无明显增强，可见粗大强回声钙化。

病理图片（图 2-1-13）：

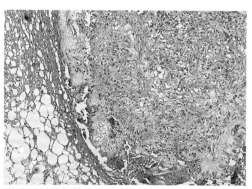

病理结果：脂肪组织呈慢性炎性改变，伴脂肪坏死、钙化（HE，×10）

图 2-1-13 病理组织图

小结：

脂膜炎在 2020 版 WHO 分类中是不属于软组织肿物系列的，它是一组累及皮下脂肪的异质性炎症性疾病，由于在临床上表现为下肢红斑、皮下结节，且损害具有演变性质，因此是皮肤病学及皮肤病理学诊断难点之一，一般分为间隔性脂膜炎和小叶性脂膜炎。

脂肪坏死（fat necrosis）见于急性胰腺炎、女性乳房及皮下脂肪组织损伤后，脂肪组织崩解产物刺激引起的病变。多为边界不清的肿块，可伴囊腔形成，后期可形成异物肉芽肿伴纤维组织增生、钙化等。

脂肪肉芽肿（lipogranuloma）又名结节性脂膜炎或硬化性脂膜炎，多发生于中年女性，主要位于四肢和躯干，累及皮下脂肪组织。病变为不规则的结节，边界不清、质地较硬。镜下为脂肪组织灶性坏死，炎症细胞及组织细胞浸润，形成肉芽肿伴纤维组织增生，可伴有钙化或胆固醇结晶。

根据以上病理学角度所解释的定义来看，3 种疾病并不一定是独立存在的，它们可以交叉存在，统一可以认为是脂肪组织炎性改变所致，超声在鉴别三者的差异性方面的确有困难，但对于临床医师而言，超声无须关注三者的区别，只需要与肿瘤性病变相鉴别即可，脂肪组织炎性病变一般多有外伤史或由其他因素刺激引起，超声多表现为皮下脂肪组织内边界不清的低回声或高回声区，质地较硬，多有压痛，周边组织回声增强，彩色多普勒多未见明显血流信号，与良恶性脂肪类肿瘤鉴相别还是比较容易的。

预后：手术切除后不复发，且部分病变可自行消失。

（刘勋）

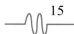

第二节　浅表脂肪瘤

📖 病例一

病史：患者，女性，34岁，左臀部皮下肿物，质软，无压痛及波动感。超声检查见图2-2-1，图2-2-2。

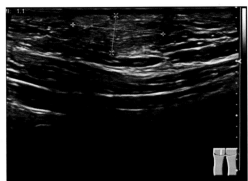

图2-2-1　二维超声纵断面

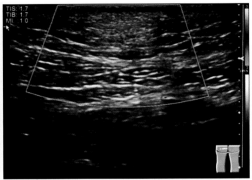

图2-2-2　彩色多普勒超声

超声特征：皮下脂肪层内实性结节，呈现高回声，范围约1.6 cm×1.2 cm×0.7 cm，边界清晰，可见包膜，形态规则，内部回声均匀，后方回声增强，彩色多普勒未见明显血流信号。

病理图片（图2-2-3）：

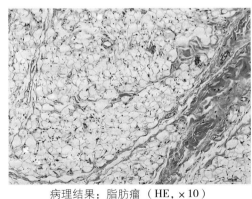

病理结果：脂肪瘤（HE，×10）

图2-2-3　病理组织图

📖 病例二

病史：患者，男性，38岁，左大腿肿物数年就诊，近期增长较迅速，无压痛及波动感，质软。超声检查见图2-2-4至图2-2-7。

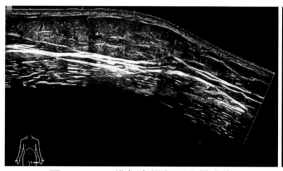

图 2-2-4　二维超声纵断面宽景成像　　　图 2-2-5　二维超声横断面

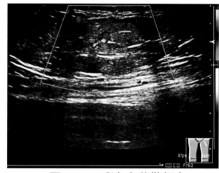
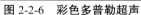

图 2-2-6　彩色多普勒超声

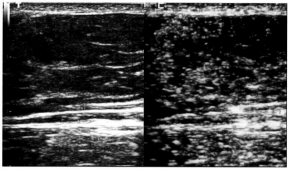

图 2-2-7　超声造影增强图像

超声特征：皮下脂肪层内实性肿物，呈等回声（与周围肌肉回声相比），范围约 6.5 cm×4.5 cm×1.9 cm，边界清晰，可见包膜，形态规则，内部以脂肪组织样回声为主，间杂分布不均纤维性强回声结构，彩色多普勒可见散在分布血流信号。

病理图片（图 2-2-8）：

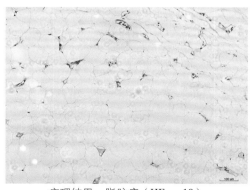

病理结果：脂肪瘤（HE，×10）

图 2-2-8　病理组织图

📖 病例三

病史：患者，男性，55 岁，右上臂肿物数年，质软，无压痛及波动感。超声检查见图 2-2-9，图 2-2-10。

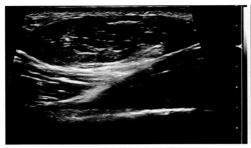

图 2-2-9　二维超声长轴切面

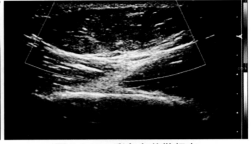

图 2-2-10　彩色多普勒超声

超声特征：皮下脂肪层实性肿物，呈等回声，范围约 3.6 cm×3.5 cm×1.3 cm，边界清晰，形态规则，可见包膜，内部多以脂肪组织回声为主，间杂少许纤维性结构，彩色多普勒未见明显血流信号。

病理图片（图 2-2-11）：

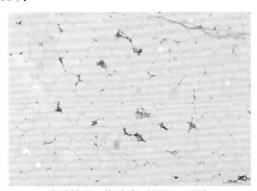

病理结果：脂肪瘤（HE，×10）

图 2-2-11　病理组织图

🔖 病例四 ◼◼◼

病史：患者，女性，43 岁，右大腿肿胀，有轻微压痛，无波动感。超声检查见图 2-2-12 至图 2-2-14。

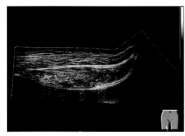

图 2-2-12　二维超声长轴切面

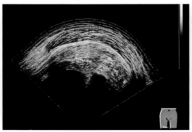

图 2-2-13　二维超声短轴切面

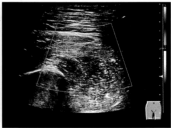

图 2-2-14　彩色多普勒超声成像

超声特征：肌间隙内实性肿物，呈等回声，范围约 11.6 cm×7.1 cm×2.1 cm，边界清晰，形态规则，可见包膜，内部可见较多线性强回声结构，间隔分布，肿物后方回声增强，彩色多普勒未见明显血流信号。

病理图片（图 2-2-15）：

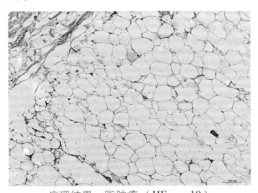

病理结果：脂肪瘤（HE，×10）

图 2-2-15 病理组织图

小结：

脂肪瘤（lipoma）是由成熟脂肪组织组成的良性肿瘤，是成年人最为多见的良性软组织肿瘤，占软组织肿瘤的 1/4，可见于各个年龄，但儿童少见，多为单发，大小不等，一般体积偏大，在临床上表现为皮下缓慢生长的无痛性肿块，几乎不引起任何症状，质软，活动度好。镜下见成熟脂肪组织细胞被纤维小梁分隔成大小不等的小叶，当纤维组织较多时，又可称为纤维脂肪瘤，都具有完整包膜。

超声在诊断浅表脂肪瘤方面具有重要价值，一般表现为单发皮下实性肿块、体积偏大、质软等回声/高回声、边界清晰，可见包膜、内部脂肪组织与线性分隔间隔分布，血流信号多数因机器调节所致无法显示；在这值得一提的是肌肉间隙内具有完整包膜的质软脂肪性肿瘤一般不考虑肌内脂肪瘤（病理学角度诊断肌内脂肪瘤必须是镜下伴有肌肉与脂肪组织的相互交织，其超声表现多为边界不清，无包膜），患者年龄在 45 岁以下、肿物边界清晰、具有包膜、血流信号较少（多为静脉血流信号），多考虑为一般良性浅表脂肪瘤；患者年龄在 45 岁以上、肿物边界清晰、具有包膜或部分具有包膜、血流信号较丰富（含动静脉血流信号），多考虑为非典型脂肪瘤样肿瘤。其主要与血管脂肪瘤、非典型脂肪瘤、肌内脂肪瘤等相鉴别。

预后：手术切除，一般不复发。

（刘勋）

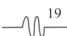

● 第三节　冬眠瘤

📖 病例一

病史：患者，女性，26岁，右大腿后方肿物数年就诊，无压痛及波动感。超声检查见图2-3-1至图2-3-3。

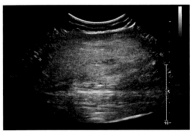 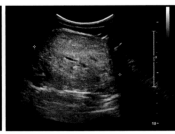 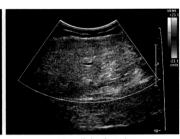

上下径 × 前后径：11.8 cm × 5.3 cm	左右径：8.8 cm	alder分级为0级
图2-3-1　二维超声纵断面	图2-3-2　二维超声横断面	图2-3-3　彩色多普勒超声

超声特征：右大腿后方肌层内实性肿物，呈中强回声，范围约11.8 cm × 8.8 cm × 5.3 cm，边界清晰，形态不规则，内部回声相对较均匀，无明显纤维分隔样结构，彩色多普勒未见明显血流信号。

病理图片（图2-3-4）：

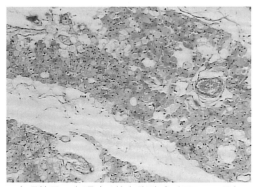

病理结果：冬眠瘤/棕色脂肪瘤（HE，×10）

图2-3-4　病理组织图

📖 病例二

病史：患者，女性，49岁，左臀部肿物数年就诊，无压痛及波动感。超声检查见图2-3-5至图2-3-7。

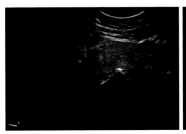
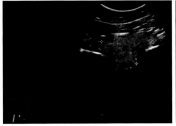
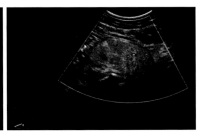

左右径 × 前后径：10.9 cm × 5.5 cm　　　　上下径：10.2 cm　　　　　　alder 分级为 Ⅰ 级

图 2-3-5　二维超声横断面　　　**图 2-3-6　二维超声纵断面**　　　**图 2-3-7　彩色多普勒超声**

超声特征：肌层内较大实性肿物，呈中强回声，范围约 10.9 cm × 10.2 cm × 5.5 cm，边界清晰，可见包膜，形态规则，内部回声相对较均匀，无明显纤维性分隔，后方回声增强，彩色多普勒可见散在点状血流信号。

病理图片（图 2-3-8）：

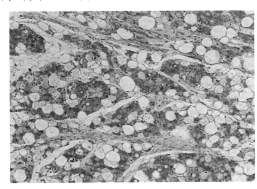

病理结果：冬眠瘤 / 棕色脂肪瘤（HE，×10）

图 2-3-8　病理组织图

小结：

冬眠瘤（hibernoma）又称棕色脂肪瘤和胎儿脂肪瘤，约占良性脂肪肿瘤的 1.6%，多见于中青年，好发于股部，其次是躯干、上肢和头颈部。瘤体一般体积较大，有包膜，呈分叶状，边界清晰，切面呈棕色或黄褐色。镜下可见多角形棕色脂肪细胞，伴有小血管增生及间质改变。荧光原位杂交（fluorescence in situ hybridization，FISH）技术检测显示 11q13 重排，有多个融合基因，但无 *HMGA2* 基因异常。分子免疫组化 S-100 蛋白阳性、CD34 多阴性。

超声在鉴别诊断方面主要与肌内脂肪瘤、非典型脂肪瘤、梭形细胞脂肪瘤相鉴别，超声鉴别具有一定的困难，首先超声在识别脂肪类肿瘤中具有较高特异性，特别是在深部软组织发现较大实性脂肪类肿瘤形态，且边界清晰、具有包膜、形态规则、内部回声较均匀、血流信号无或较少时应该高度警惕此类肿瘤的存在，与其鉴别的其他类型脂肪类肿瘤会在其他章节一一介绍。

冬眠瘤的预后一般较好，属于良性肿瘤，手术切除后一般不复发。

（魏玺　冯一星）

第四节　肌内脂肪瘤 / 肌间脂肪瘤

病例一

病史：患者，男性，56岁，颈后部肿物数年，质韧，无压痛及波动感。超声检查见图 2-4-1 至图 2-4-3。

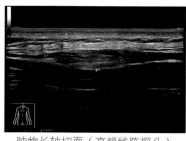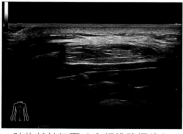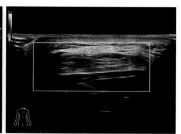

肿物长轴切面（高频线阵探头）　　肿物长轴切面（高频线阵探头）　　无明显血流信号

图 2-4-1　二维超声纵断面　　**图 2-4-2　二维超声横断面**　　**图 2-4-3　彩色多普勒超声**

超声特征：颈后部肌层表面实性肿物，呈等回声，范围约 3.1 cm×3.1 cm×0.6 cm，边界清晰，形态规则，内部以脂肪组织回声为主，夹杂线状高回声纤维分隔，彩色多普勒未见明显血流信号。

病理图片（图 2-4-4）：

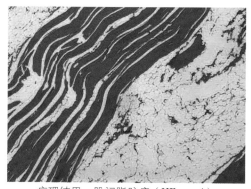

病理结果：肌间脂肪瘤（HE，×4）

图 2-4-4　病理组织图

病例二

病史：患者，女性，58岁，左肩部肿物，质韧，无压痛及波动感。超声检查见图 2-4-5 至图 2-4-7。

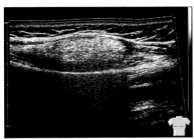
图 2-4-5 二维超声长轴切面

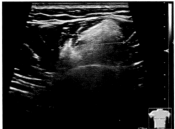
图 2-4-6 二维超声短轴切面

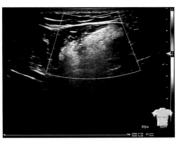
图 2-4-7 彩色多普勒超声

超声特征：肌层内实性肿物，呈高回声，范围约 5.2 cm×2.4 cm×1.4 cm，边界清晰，边缘形态欠规则，内部回声不均匀，呈浸润性生长，后方回声增强，彩色多普勒未见明显血流信号。

病理图片（图 2-4-8）：

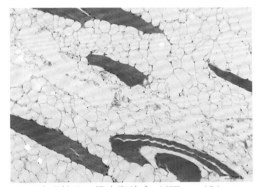

病理结果：肌内脂肪瘤（HE，×10）

图 2-4-8 病理组织图

🏥 病例三

病史：患者，女性，64 岁，左胸壁肿物，质硬，无压痛及波动感。超声检查见图 2-4-9 至图 2-4-11。

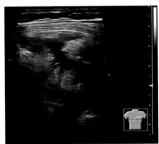
图 2-4-9 二维超声长轴切面

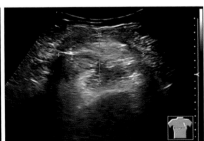
图 2-4-10 二维超声短轴切面

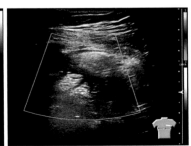
图 2-4-11 彩色多普勒超声

超声特征：肌层内实性肿物，呈不均质回声（高回声与低回声混杂），范围约 5.7 cm×4.8 cm×3.4 cm，边界不清晰，形态欠规则，内部回声不均匀，向肌组织浸润生长，彩色多普勒未见明显血流信号。

病理图片（图 2-4-12）：

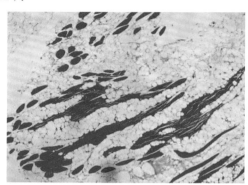

病理结果：肌内脂肪瘤（HE，×4）

图 2-4-12　病理组织图

小结：

肌内脂肪瘤 / 肌间脂肪瘤（intramuscular lipoma）又称浸润性脂肪瘤，指成熟脂肪组织局限性过度生长，累及皮下组织和肌肉，好发于 30 ~ 60 岁，少见于儿童，以四肢多见，尤其是大腿、肩部和上臂，在临床上有时会有胀痛感，尤以肢体活动后为著。

肿瘤大体标本为无包膜，与肌肉混杂一起，镜下肌内或肌间见成熟脂肪细胞，浸润性生长，挤压横纹肌，瘤内血管多少不等，分布不均。

超声在肌内脂肪瘤的诊断方面具有一定临床意义，肌内脂肪瘤一般表现为无包膜、边界清晰或不清晰、边缘浸润性生长、内部回声均匀或不均匀、少或无血流信号，其肿块回声取决于肿瘤内脂肪与其他结缔组织混合的均匀性，故肌内脂肪瘤可表现为等回声、高回声、混杂回声。当肌间或肌内脂肪瘤生长于浅表肌层近脂肪层时很容易被误诊为一般浅表脂肪瘤，仔细观察其肌肉表面的深筋膜可以看到肿物仍然是可以确定来源于肌层；同时我们需要注意肌间隙内发现具有完整包膜的质软脂肪性肿瘤时，不可以贸然诊断为肌间或肌内脂肪瘤，因为病理学角度诊断肌内脂肪瘤必须是镜下伴有肌肉与脂肪组织的相互交织，否则不予诊断。

鉴别诊断：主要与非典型脂肪瘤样肿瘤、冬眠瘤、梭形细胞脂肪瘤相鉴别，冬眠瘤多以中青年多发，一般表现为高回声、边界清晰、具有包膜、形态规则、内部回声较均匀、血流信号无或较少，非典型脂肪瘤样肿瘤超声表现为中等或中强回声类脂肪组织肿瘤，边界多较清晰，形态不规则，内部回声不均匀，可见较多纤维性分隔，彩色多普勒多可见散在分布少量血流信号，以动脉性血流为主，再结合患者发病年龄、肿物大小与肌内脂肪瘤脂肪瘤可鉴别；梭形细胞脂肪瘤比较少见，且多发于中老年，边界清晰，可见包膜，内部结构较致密，彩色多普勒未见明显血流信号。

预后：手术切除常不彻底，术后可复发。

（刘勋　池月芮）

第五节　血管脂肪瘤

病例一

病史：患者，男性，32岁，腰背部肿物，质软，有压痛，无波动感。超声检查见图 2-5-1 至图 2-5-3。

超声特征：皮下脂肪层内实性肿物，呈中高回声，范围约 2.3 cm×1.0 cm×0.7 cm，边界清晰，回声欠均匀，内部多以脂肪组织回声为主，夹杂少许纤维性强回声分隔，彩色多普勒未见明显血流信号。

病理图片（图 2-5-4）：

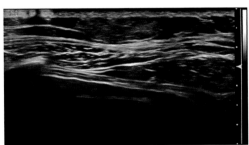

图 2-5-1　二维超声长轴切面

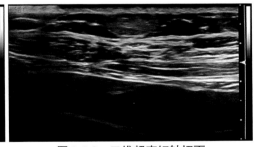

图 2-5-2　二维超声短轴切面

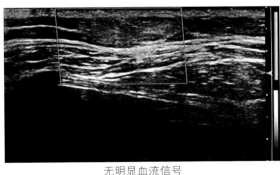

无明显血流信号

图 2-5-3　彩色多普勒超声

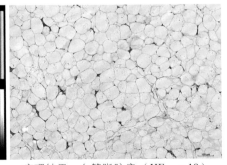

病理结果：血管脂肪瘤（HE，×10）

图 2-5-4　病理组织图

病例二

病史：患者，男性，29岁，右前臂肿物，有压痛。超声检查见图 2-5-5 至图 2-5-7。

超声特征：皮下脂肪层内实性肿物，呈中等回声，范围约 4.6 cm×3.0 cm×1.6 cm，边界清晰，回声欠均匀，内部多以脂肪组织回声为主，夹杂少许纤维性强回声分隔，彩色多普勒可见少许静脉血流信号。

病理图片（图 2-5-8）：

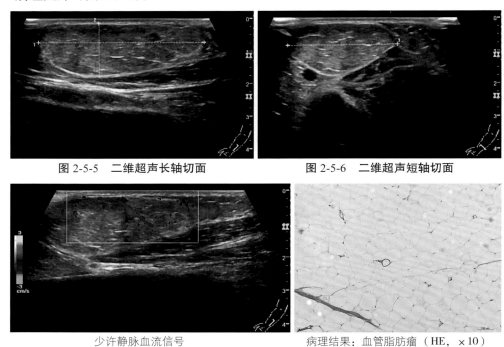

图 2-5-5　二维超声长轴切面　　图 2-5-6　二维超声短轴切面

少许静脉血流信号　　　　　病理结果：血管脂肪瘤（HE，×10）
图 2-5-7　彩色多普勒超声　　　　图 2-5-8　病理组织图

小结：

血管脂肪瘤（angiopoma）实际上是脂肪瘤的一种亚型，由成熟的脂肪细胞和小血管交织在一起构成的皮下结节，小血管内常有纤维素血栓，好发于 15～25 岁青年人，儿童及 50 岁以上者少见，男性多于女性，常发生于前臂，其次躯干和上臂。在临床上多表现为皮下多个结节，常伴有触痛，当肿瘤停止生长时（一般达到 2.0 cm 时）疼痛常减轻或消失。

超声一般表现为：多位于皮下脂肪层内、多发、可有家族遗传史、体积一般较小、质地偏硬、不易变形、内部多为高回声、边界清晰、形态规则、多有包膜、后方回声无改变、肿块内血流信号有或无。

鉴别诊断：主要与浅表普通脂肪瘤、血管瘤、脂膜炎相鉴别，普通脂肪瘤一般表现为单发皮下实性肿块、体积偏大、质软等回声/高回声、边界清晰、可见包膜、内部脂肪组织与线性分隔间隔分布、多数无血流信号；血管瘤声像图多表现为囊实相间的网格状，彩色多普勒可见较丰富的血流信号（特别是探头加压试验时）；脂膜炎是一种原发于脂肪小叶的非化脓性炎症，也表现为皮下脂肪层内的高回声区，但呈片状，边界欠清晰，无包膜，一般可自行消失。

　　预后：属于良性肿瘤，手术切除即可，一般不复发。

（刘勋　陈敬一）

● 第六节　梭形细胞脂肪瘤 / 多形性脂肪瘤

🖥 病例

　　病史：患者，男性，75 岁，胸背部肿物，质韧，无压痛及波动感。超声检查见图 2-6-1 至图 2-6-3。

　　超声特征：皮下脂肪层实性肿物，呈中高回声，范围约 4.1 cm × 3.4 cm × 1.7 cm，边界清晰，形态规则，可见包膜，内部以脂肪组织回声为主，可见少许纤维性强回声结构，肿物挤压深方筋膜凸向肌层，彩色多普勒未见血流信号。

　　病理图片（图 2-6-4）：

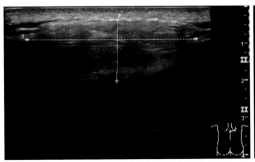

图 2-6-1　二维超声长轴切面

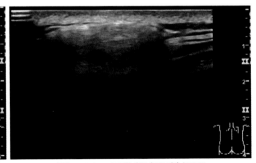

图 2-6-2　二维超声短轴切面

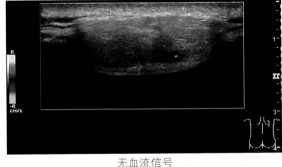

无血流信号

图 2-6-3　彩色多普勒超声

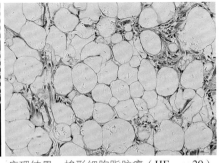

病理结果：梭形细胞脂肪瘤（HE，×20）

图 2-6-4　病理组织图

小结：

梭形细胞脂肪瘤 / 多形性脂肪瘤（spindle cell lipoma/plemorphic lipoma），是一种少见的特殊类型的良性脂肪性肿瘤，二者是具有共同临床病理及遗传学特征的同一瘤谱，并有过渡现象，好发于中老年，45 ~ 70 岁，多见于颈部、背部，病史一般较长，表现为皮下无痛性结节。镜下可见包膜，肿瘤内部成分复杂，可由成熟脂肪组织细胞、梭形细胞、多形性细胞构成，其比例可不同。

此类肿瘤文献超声报道较少，根据病理超声表现一般为皮下脂肪层内实性肿物，中等或高回声，边界清晰，形态规则，可见包膜，内部回声均匀或不均匀，结构较致密，彩色多普勒未见血流信号。

其主要与血管脂肪瘤、普通浅表脂肪瘤、位于肌层表面的肌内脂肪瘤等相鉴别，血管脂肪瘤多位于皮下脂肪层内，可有家族遗传史，多发，体积一般较小，质地偏硬，不易变形，内部多为高回声，边界清晰，形态规则，多有包膜，后方回声无改变，肿块内多无血流信号，在临床上多有压痛；普通浅表脂肪瘤一般表现为低回声或高回声，多半体积较大，呈扁平状，一般为单发，肿瘤质软，长轴与皮肤平行，边界清楚，有包膜，探头加压时可有轻微变形，无触痛；肌层表面肌内脂肪瘤一般表现为高回声，边界清晰，但其边缘浸润性生长，一般无包膜，有时可见假包膜，彩色多普勒多显示无血流信号。

预后：手术切除，一般不复发。

（刘勋）

第七节　脂肪垫

病例

病史：患者，女性，35 岁，颈后部隆起，质韧，偶感疼痛，无波动感。超声检查见图 2-7-1，图 2-7-2。

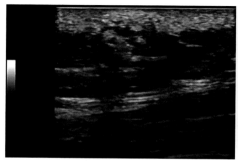
皮下脂肪层结构
图 2-7-1　二维超声纵断面

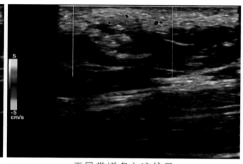
无异常增多血流信号
图 2-7-2　彩色多普勒超声

超声特征：皮下脂肪组织增厚，无明显边界，无包膜，内部粗大纤维组织异常增多且较致密，彩色多普勒未见明显血流信号。

病理图片（图 2-7-3）：

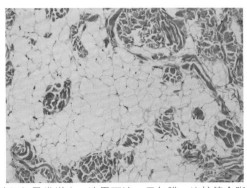

病理结果：纤维脂肪组织异常增生，边界不清，无包膜，比较符合脂肪垫（HE，×10）

图 2-7-3　病理组织图

小结：

脂肪垫是由于正常皮下脂肪受到长期摩擦后形成的，多见于长期挑担者和女性肥胖者，本身不引起症状，当皮下脂肪堆积到一定程度时，在寒冷、潮湿刺激下也可激发疼痛、酸麻等临床症状，过去又称肩担瘤。镜下无包膜，显示纤维组织和脂肪组织混合排列，以及增生的纤维伴胶原化。

脂肪垫在临床上是否诊断为疾病，应该根据其发生部位而定，如面颊部脂肪垫、髌下脂肪垫、心包脂肪垫等这些是正常存在的，当这些脂肪垫发生炎症时会产生一系列其他相关临床症状，如疼痛，是否需要治疗应根据临床而定；但当肩部、颈项部出现异常增厚脂肪组织，且超声显示增厚脂肪层内中等线状回声较周围多而密，无明显肿块轮廓，内部均无血流信号时，可以考虑病理性脂肪垫，为长期脂肪受到摩擦所致。

鉴别诊断：超声主要与纤维脂肪瘤相鉴别，后者边界清晰、形态规则，可见包膜，其脂肪组织内的纤维性高回声相对较稀疏。

预后：病理性脂肪垫一般切除即可，预后良好。

（刘勋）

● 第八节　脂肪母细胞瘤

📷 **病例一**

病史：患儿，男，8 个月，左上腹壁肿物，质地硬，边界尚清，活动差，大小约

5 cm×4 cm×3 cm，压痛阴性，波动感阴性。超声检查见图 2-8-1，图 2-8-2。

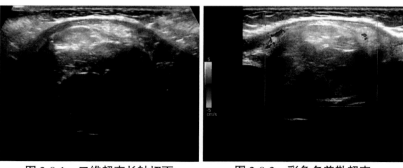

图 2-8-1　二维超声长轴切面　　　　图 2-8-2　彩色多普勒超声

超声特征：左上腹壁肌层内实性肿物，呈高回声，边界清晰，形态规则，内部结构较致密，质硬，主要为脂肪组织结构，间杂少许线性纤维结构，彩色多普勒可见少许血流信号。

病理图片（图 2-8-3）：

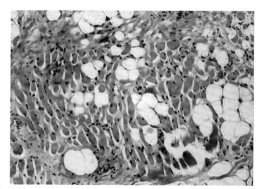

病理结果：符合脂肪母细胞瘤，建议随诊（HE，×10）

图 2-8-3　病理组织图

免疫组化：CD34（＋），CD31（＋），S-100（－），Vimentin（＋），横纹肌 Desmin（＋），ki-67（约 2%＋）。

📖 病例二 ◾◾◾◾

病史：患儿，女，10 天，患儿因发现右腋下肿物 2 天入院，右腋下延及胸壁可触及肿物，质地韧，边界尚清，可活动，无触痛，肤色正常，大小约 5 cm×4 cm×4 cm，压痛阴性，波动感阴性。超声检查见图 2-8-4，图 2-8-5。

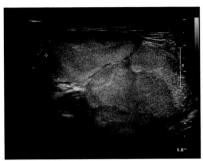
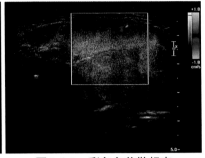

图 2-8-4　二维超声长轴切面　　　　图 2-8-5　彩色多普勒超声

超声特征：皮下软组织内（层次判定较困难）实性肿物，呈高回声，边界清晰，形态不规则，边缘呈分叶状，内部结构较致密，质韧，主要为脂肪组织结构，彩色多普勒可见少许血流信号。

病理图片（图 2-8-6）：

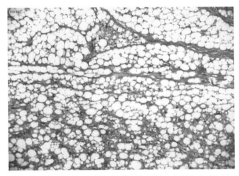

病理结果：切面灰黄、实性、质地较软，局灶呈黏液样，患儿
多次复发，比较符合脂肪母细胞瘤病（HE，×4）

图 2-8-6　病理组织图

免疫组化：CD3（灶状＋），CD20（少数＋），血管内皮 CD31（＋），S-100（＋），Ki-67（局灶约 2%+）。

小结：

脂肪母细胞瘤（lipoblastoma）是一种少见的良性脂肪细胞肿瘤，又称胎儿型脂肪瘤，来源于异常增生的不成熟的脂肪细胞。好发于 3 岁以内的婴幼儿，多见于四肢及躯干，大体标本直径 3 ~ 5 cm 不等，结节状或分叶状，有包膜或不完整包膜，镜下见不同分化程度的脂肪母细胞和成熟脂肪细胞构成，并形成小叶状结构，小叶间可见纤维组织分隔，Chung 和 Enzinger 将脂肪母细胞瘤分为局限型和弥漫型。

超声：脂肪母细胞瘤一般表现为肿块多位于皮下，最长径 >3 cm，多为内部伴有强回声分隔的稍高回声，肿块多边界清楚，形态规则，可见少量散在不均匀血流信号，结合其临床特征（3岁以下婴幼儿多见，好发于四肢，单发多见，多质软或质中，活动度好，均无触痛）即可做出诊断。

鉴别诊断：其主要与浅表良性脂肪瘤、非典型脂肪瘤、脂肪肉瘤等相鉴别，普通浅表脂肪瘤多发生于成年人，少见于婴幼儿，有血流信号者较少；脂肪肉瘤多见于成年人，超声多表现为体积较大的稍高或高回声肿块，内可见强回声分隔及点线状血流信号，回声高度不均匀，血流信号较丰富或丰富；非典型脂肪瘤样肿瘤多见于中老年人，发生于深部软组织，超声表现为中等或中强回声类脂肪组织肿瘤，边界多较清晰，形态不规则，内部回声不均匀，可见较多纤维性分隔，彩色多普勒多显示散在分布血流信号。

预后：良性肿瘤，手术切除很少复发，但常因切除不净而复发。

（徐巍军　魏玺）

第九节　非典型脂肪瘤样肿瘤

🔲 病例一

病史：患者，女性，66岁，左下肢肿物，近期较快生长，无压痛。超声检查见图2-9-1至图2-9-4。手术切除大体标本见图2-9-5。

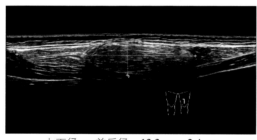

上下径 × 前后径：12.2 cm × 2.4 cm

图 2-9-1　二维超声纵断面宽景图像

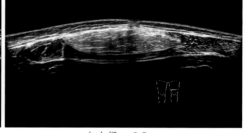

左右径：8.5 cm

图 2-9-2　二维超声横断面宽景图像

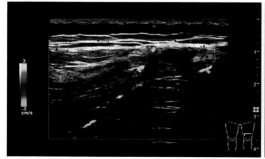

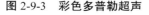

散在动脉血流信号，肿物深方见主支供应血管，Alder分级为Ⅰ级

图 2-9-3　彩色多普勒超声

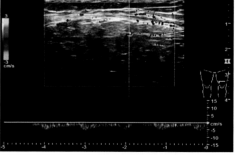

频谱呈现低速低阻图像，收缩期峰值血流速度6.0 cm/s，阻力指数0.47

图 2-9-4　彩色多普勒超声

超声特征：肌层内实性肿物，呈现中等回声，范围约 12.2 cm×8.4 cm×2.1 cm，边界清晰，形态不规则，似多个肿物融合而成，呈分叶状，后方回声无变化，彩色多普勒可见散在分布血流信号，多为低速低阻动脉性血流。

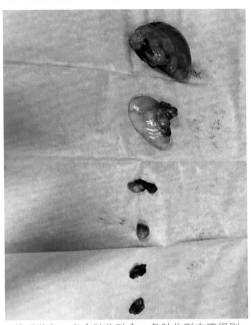

外观黄色，多个肿物融合，各肿物形态不规则

图 2-9-5 手术切除大体标本

病理图片（图 2-9-6）：

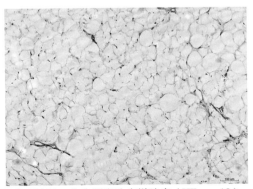

病理结果：非典型脂肪瘤样肿瘤（HE，×10）

图 2-9-6 病理组织图

📖 **病例二** ◼▪▫

病史：患者，男性，83 岁，左下肢肿胀就诊，近期迅速增大，无压痛。超声检查见图 2-9-7 至图 2-9-10。

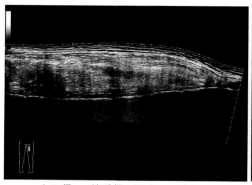

上下径 × 前后径：21.3 cm × 3.8 cm

图 2-9-7　二维超声纵断面宽景成像

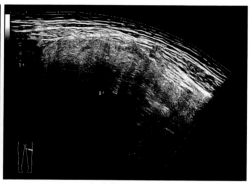

左右径：9.3 cm

图 2-9-8　二维超声横断面宽景成像

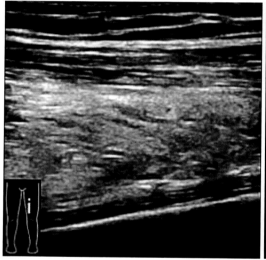

图 2-9-9　高频放大图

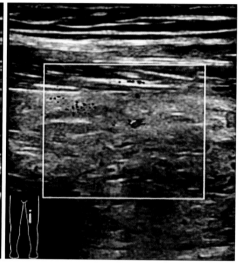

图 2-9-10　彩色多普勒超声

超声特征：肌层内实性肿物，呈中强回声，范围约 21.3 cm × 9.3 cm × 3.8 cm，边界清晰，形态不规则，回声不均匀，可见较多纤维性强回声分隔，彩色多普勒可见散在少量血流信号，多为动脉性血流信号。

病理图片（图 2-9-11）：

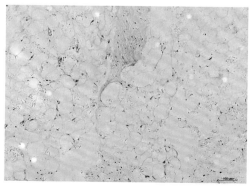

病理结果：非典型脂肪瘤样肿瘤

（HE，×10）

图 2-9-11　病理组织图

📋 病例三

病史：患者，男性，54岁，项部偏右皮下软组织内肿物，质地硬，边界清晰，活动差，大小约6.1 cm×6.2 cm×1.9 cm，压痛阴性，波动感阴性。超声检查见图2-9-12至图2-9-14。

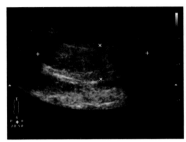 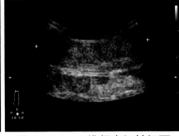 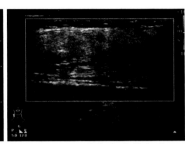

图2-9-12　二维超声长轴切面　　图2-9-13　二维超声短轴切面　　图2-9-14　彩色多普勒超声

超声特征：颈后部偏右皮下脂肪组织内实性肿物，呈中高回声，大小约6.1 cm×6.2 cm×1.9 cm，边界清晰，形态规则，内部回声不均匀，彩色多普勒未见明显血流信号。

病理图片（图2-9-15）：

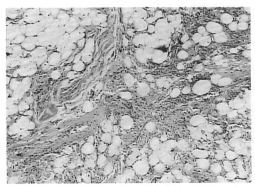

病理结果：非典型脂肪瘤样肿瘤（HE，×10）

图2-9-15　病理组织图

小结：

非典型脂肪瘤样肿瘤（atypical lipomatous tumor，ALT）属于中间性肿瘤，在2013版WHO分类和病理学中认为非典型脂肪瘤样肿瘤和高分化脂肪肉瘤属于同源，但生物学行为不同，一直存在分歧，因为非典型脂肪瘤样肿瘤比较适用于体表，致死率为0，而高分化脂肪肉瘤比较适用于深部体腔及精索区，可以发生去分化而致死，2020版WHO分类将二者分开，高分化脂肪肉瘤属于脂肪肉瘤的一个亚型，称其为脂肪肉瘤高分化型，因本书为体表软组织疾病超声诊断，故脂肪肉瘤的高分化型在本书很难体现。肿瘤好发于中老年人，年龄50~60岁多见，儿童罕见，常见于四肢皮下或深部软组织，尤其是大腿，其次是腹膜后、纵隔等，易复发，很少发生转移。

病理：肿瘤的成分复杂，分型较多，是由近似成熟的脂肪细胞组成的肿瘤，内可见异型间质细胞和脂肪母细胞。

超声：大多数文献认为 MR 在该病的诊断中的优越性高于超声，认为在一个巨大的脂肪性占位中可见非脂肪的小结节影，并含有较厚的分隔，提示为脂肪肉瘤可能，笔者认为超声在诊断躯体软组织非典型脂肪瘤样肿瘤方面具有独特的优势，且分辨率高于MR，本病超声表现为中等或中强回声类脂肪组织肿瘤、体积偏大、边界多较清晰、形态不规则、内部回声不均匀、可见较多纤维性分隔、彩色多普勒多可见散在分布血流信号，再结合患者发病年龄可以进行提示。鉴别诊断主要与浅表良性脂肪瘤、冬眠瘤、肌内脂肪瘤、肉瘤等相鉴别：①肌间脂肪瘤一般表现为无包膜、边界不清、形态不规则、浸润性生长及彩色多普勒可见少或无血流信号；②冬眠瘤起源于棕色脂肪组织肿瘤，极其罕见，一般发生于深部软组织内，边界清晰、具有包膜、形态规则、内部回声较均匀、血流信号无或较少等；③脂肪肉瘤一般边界清晰或不清晰、形态不规则、回声较低且不均匀、彩色多普勒多显示较丰富血流信号。

预后：属于中间性肿瘤，一般容易完整切除，不易复发。

（刘勋　于春洋）

第十节　脂肪肉瘤

病例一

病史：患者，女性，54 岁，左大腿后方实性肿物，质韧，无压痛及波动感。超声检查见图 2-10-1 至图 2-10-4。

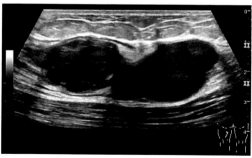
图 2-10-1　二维超声纵断面

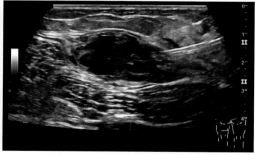
图 2-10-2　二维超声短轴切面

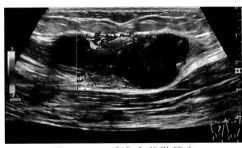

图 2-10-3　彩色多普勒超声

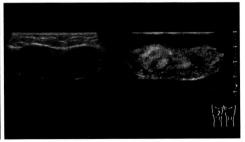

图 2-10-4　超声造影图像

超声特征：左大腿皮下脂肪层内实性肿物，呈低回声，大小约 5.1 cm×3.1 cm×1.4 cm，边界清晰，形态不规则，呈"哑铃状"，内部回声欠均匀，可见少许线状强回声分隔，彩色多普勒可见较丰富血流信号。

病理图片（图 2-10-5）：

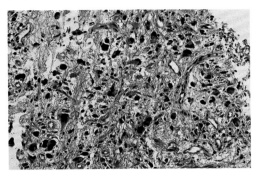

病理结果：去分化脂肪肉瘤（HE，×20）

图 2-10-5　病理组织图

免疫组化：Vimentin（＋），Caldesmon（部分＋），CD34（灶状＋），Ki-67（40%＋），CD68（－），Desmin（－），SMA（－），Myoglobin（－），CK（－），ALK（－）。

病例二

病史：患者，男性，70 岁，下腹壁皮下软组织内多发肿物，质地硬，边界不清，活动差，最大约 7.6 cm×5.3 cm，压痛阳性，波动感阴性。超声检查见图 2-10-6，图 2-10-7。

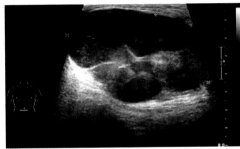

图 2-10-6　二维超声长轴切面

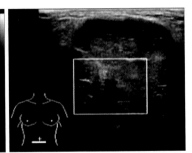

图 2-10-7　彩色多普勒超声

超声特征：位于下腹壁皮下软组织可见多个实性低回声区，边界清晰，形态不规则，内部回声不均匀，最大约 7.6 cm×5.3 cm，位于耻骨联合前方，彩色多普勒可见点状血流信号。

病理图片（图 2-10-8）：

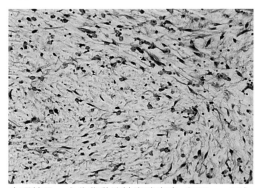

病理结果：去分化黏液性脂肪肉瘤（HE，×10）

图 2-10-8　病理组织图

免疫组化：CD34（－），CD57（散在＋），CD99（＋），CDK4（＋），MDM2（＋），Bcl-2（＋），GFAP（－），Ki-67（20%~30%＋），Desmin（－），SMA（－），CK 广（±），EMA（±），Vim（＋），S-100（部分弱＋），CD68（散在＋），NF（±），ALK（弱＋）。

病例三

病史：患者，女性，42 岁，右侧大腿后方皮下软组织肿物，质地硬，边界不清，活动差，大小约 10.5 cm×10.5 cm×7.0 cm，压痛阳性，波动感阴性。超声检查见图 2-10-9 至图 2-10-11。

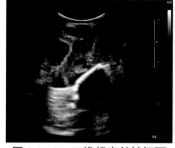 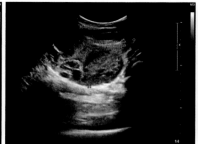 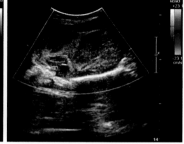

图 2-10-9　二维超声长轴切面　　图 2-10-10　二维超声短轴切面　　图 2-10-11　彩色多普勒超声

超声特征：俯卧位扫查右侧大腿后方皮下脂肪组织内实性肿物，大小约 10.5 cm×10.5 cm×7.0 cm，边界不清，形态不规则，内部回声不均匀，可见高回声纤维分隔，彩色多普勒可见少许点状血流信号。

病理图片（图 2-10-12）：

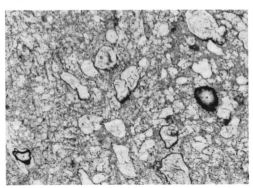

病理结果：黏液性脂肪肉瘤，局部区域呈圆形细胞型（HE，×10）

图 2-10-12　病理组织图

免疫组化：CD34（相应＋），Ki-67（3%~5%＋），S-100（部分＋）。

📠 **病例四** ▪▫▫

病史：患者，女性，58 岁，右大腿皮下软组织内多发肿物，质地硬，边界不清，活动差，大小约 10.2 cm×8.3 cm×4.9 cm，压痛阳性，波动感阴性。超声检查见图 2-10-13至图 2-10-15。

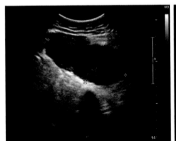
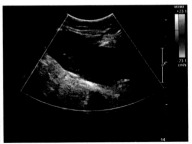

图 2-10-13　二维超声长轴切面　　图 2-10-14　二维超声短轴切面　　图 2-10-15　彩色多普勒超声

超声特征：右大腿肌层内可见多发低回声反射区，边界欠清，形态欠规则，内回声不均匀，最大范围约 10.2 cm×8.3 cm×4.9 cm，彩色多普勒未见明显血流信号。

病理图片（图 2-10-16）：

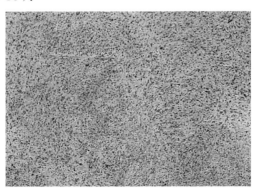

病理结果：黏液性脂肪肉瘤，肿瘤成分以圆形细胞型为主（HE，×10）

图 2-10-16　病理组织图

免疫组化：S-100（＋），SMA（－），Desmin（－），CD68（＋），Vimentin（＋）。

小结：

脂肪肉瘤整体相对少见，占成年人所有肿瘤比例低于1%，脂肪肉瘤为第二常见的软组织肉瘤，占所有软组织肉瘤的10%～20%，仅次于恶性纤维组织细胞瘤（现在称为未分化肉瘤），多以无痛性肿块就诊，病理上可分为高分化、去分化、黏液性、多形性等类型。去分化型多见于成年人腹膜后；黏液性多见于青少年的下肢深部软组织内，特别是大腿肌肉和腘窝；多形性脂肪肉瘤恶性程度极高，多见于老年人，好发于四肢，临床上该型生长较快，体积较大，质地坚实。

病理学：脂肪肉瘤病灶内组织成分极其复杂，不同分型差别较大。

超声：多表现为形态体积较大的低回声肿块，边界清晰或不清晰，形态不规则，回声不均匀，部分内可见强回声分隔，彩色多普勒见点线状血流信号。在此需要提及的是高分化脂肪肉瘤（非典型脂肪瘤）属于中间型（低度恶性）脂肪类肿瘤，具有独特的生物学模式和病理表现，应单独作为一个疾病种类进行阐述。

鉴别诊断：脂肪肉瘤符合一般肉瘤的超声表现，有时与其他类型肉瘤相鉴别较困难，其鉴别诊断主要与良性肿瘤相鉴别，如侵袭性纤维瘤病、肌内型结节性筋膜炎、肌内黏液瘤等。

预后：不同分型差别较大，手术切除复发率较高，容易发生远处转移，多形性脂肪肉瘤恶性程度最高，5年生存率仅约21%。

（魏玺　冯一星　刘勋）

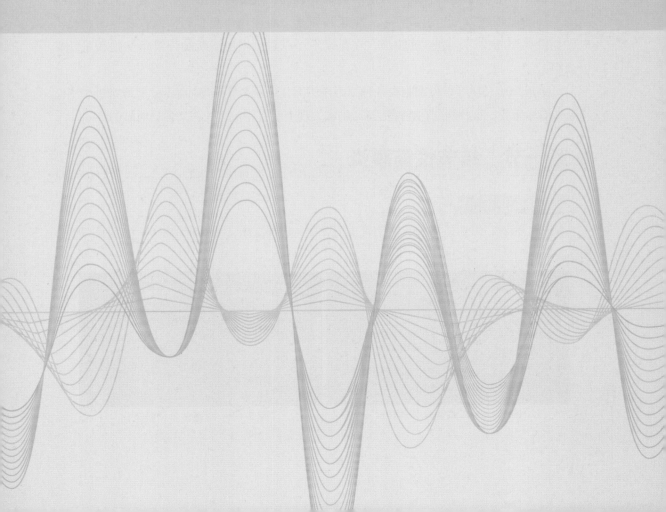

第三章

纤维母细胞/肌纤维母细胞性肿瘤和瘤样病变

人体的结缔组织主要由细胞和大量的细胞外基质构成，细胞分 2 种：一种是恒定存在的固有细胞，包括纤维母细胞、脂肪细胞和未分化的间充质细胞；另一种是游走细胞，包括巨噬细胞、肥大细胞、浆细胞和各种粒细胞。

通常所说的结缔组织主要包括疏松结缔组织（细胞种类多、纤维纤细、数量少、排列疏松），致密结缔组织（细胞种类少、纤维粗大、数量多、排列紧密），脂肪组织（大量脂肪组织细胞构成，并由疏松结缔组织分隔成小叶），网状组织（网状细胞、网状纤维、基质组成）。

纤维母细胞主要分布于疏松结缔组织（又称蜂窝组织）内，它能够合成和分泌胶原蛋白、弹性蛋白、蛋白多糖和糖蛋白，构成疏松结缔组织中的胶原纤维、网状纤维和弹力纤维的主要纤维和基质。纤维母细胞静止时称纤维细胞，呈梭形，当机体受到损伤时，纤维细胞可以通过分裂、增生转化为具有合成功能的纤维母细胞，形成新的纤维和基质，参与组织的修复。

肌纤维母细胞是一种介于纤维母细胞和平滑肌细胞之间的梭形间质细胞，起因不明，最早是在伤口的肉芽肿中发现，目前多数学者认为，肌纤维母细胞可能是作为纤维母细胞的一种功能细胞，参与组织发生、重建和修复，而在伤口愈合后，通过自身凋亡而消失，如最典型的疾病结节性筋膜炎，在光镜下可以看见增生活跃的纤维母细胞和肌纤维母细胞。

纤维母细胞和肌纤维母细胞在各种原因作用下，可发生纤维母细胞性 / 肌纤维母细胞性肿瘤和瘤样病变，这些病变在病理形态和临床表现上既有相似之处，又各具明显的特征。

● 第一节　结节性筋膜炎

📋 病例一

病史：患者，男性，45 岁，右上臂皮下肿物，病程 2 周，无压痛。超声检查见图 3-1-1，图 3-1-2。

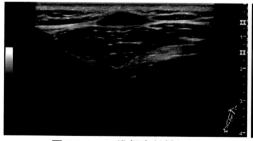
图 3-1-1　二维超声长轴切面

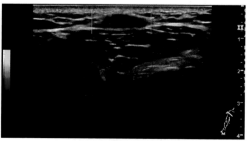
图 3-1-2　彩色多普勒超声

超声特征：皮下脂肪层梭形低回声，大小约 1.6 cm × 1.0 cm × 0.5 cm，边界清晰，形态规则，内部回声均匀，彩色多普勒未见明显血流信号。

病理图片（图 3-1-3）：

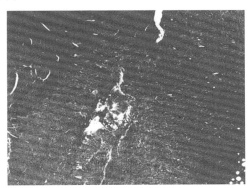

病理结果：结节性筋膜炎（HE，×4）

图 3-1-3 病理组织图

📖 **病例二**

病史：患者，男性，21 岁，右前臂皮下肿物 1 月余，有轻微压痛。超声检查见图 3-1-4，图 3-1-5。

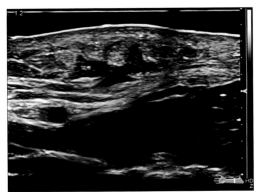 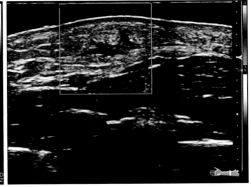

图 3-1-4 二维超声长轴切面   **图 3-1-5 彩色多普勒超声**

超声特征：皮下脂肪层实性肿物，大小约 1.0 cm × 0.7 cm × 0.4 cm，边界清晰，形态不规则，呈深分叶状，内部回声均匀，周边脂肪组织回声轻度增强，彩色多普勒未见明显血流信号。

病理图片（图 3-1-6）：

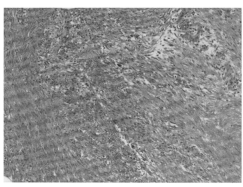

病理结果：结节性筋膜炎
（HE，×4）

图 3-1-6　病理组织图

📖 病例三

病史：患儿，男，11 岁，左肩背部肿物 2 周，无压痛。超声检查见图 3-1-7，图 3-1-8。

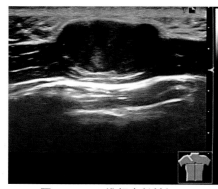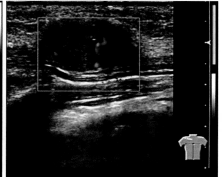

图 3-1-7　二维超声长轴切面　　　　图 3-1-8　彩色多普勒超声

超声特征：肌层内实性肿物，呈低回声，大小约 2.3 cm×2.0 cm×1.4 cm，边界清晰，形态规则，内部结构较致密，回声均匀，后方回声轻度增强，彩色多普勒可见少量血流信号。Adler 分级为 I 级。

病理图片（图 3-1-9）：

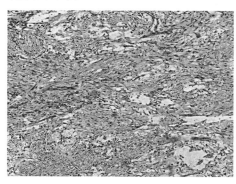

病理结果：结节性筋膜炎
（HE，×10）

图 3-1-9　病理组织图

免疫组化：SMA（＋），Vimentin（＋），Ki-67（热点区5%＋）。

📖 **病例四**

病史：患者，男性，66岁，左手掌肿物，病史接近2年，无压痛。超声检查见图3-1-10至图3-1-12。

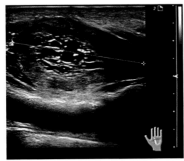 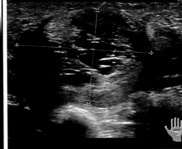 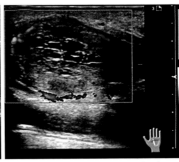

图3-1-10 二维超声长轴切面　　图3-1-11 二维超声短轴切面　　图3-1-12 彩色多普勒超声

超声特征：手掌部肌层内囊实性肿物，大小约3.5 cm×2.7 cm×2.0 cm，边界清晰，形态欠规则，中心区呈多房无回声结构，边缘呈实性低回声区，且低回声区结构较致密，彩色多普勒实性区可见少量血流信号。Adler分级为Ⅰ级。

病理图片（图3-1-13）：

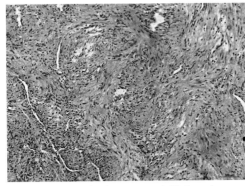

病理结果：（左手掌）梭形细胞增生性病变，局部易见核分裂象，边界不清，局部伴水肿、黏液变性、液化及坏死，并见胶原纤维透明变性、点灶状红细胞外渗及散在炎性细胞浸润，考虑为纤维母细胞/肌纤维母细胞性肿瘤，结合病史、组织形态及免疫组化染色倾向于结节性筋膜炎（HE，×10）

图3-1-13 病理组织图

免疫组化：SMA（＋），CD68（散在＋），Ki-67（index 2%＋），ALK（－），Bcl-2（－），CD34（－）。

小结：

结节性筋膜炎（nodular fasciitis，NF）是一种软组织常见的假肉瘤性、自限性、反应性的纤维母细胞和肌纤维母细胞增生性良性肿瘤。可发生于任何年龄，成年人多见，以20~40岁最常见，一般起病急、病变生长迅速，病程一般在1~2个月内，以上肢屈侧发病居多，大多数为单发结节。其亚型还包括血管内筋膜炎、骨化性筋膜炎和颅骨性筋膜炎，但本次病例未涉及这些罕见亚型。

病理：大体一般边界清楚，但无包膜，镜下根据病变与筋膜的关系可分为皮下型（发生于浅筋膜、边界清楚）、筋膜型（病变沿浅筋膜和皮下脂肪小叶间隔扩展，边界不清，呈蟹足状侵入周围组织）、肌内型（病变起于浅筋膜、向肌内生长、体积一般较大），以皮下型和筋膜型多见，肌内型少见，但在实际工作中受多种因素影响，病理科医师并未广泛应用此分型。

结节性筋膜炎病理学角度的鉴别诊断一般遵循"三不诊"原则，即体积较大、多发、复发病灶者必须排除其他疾病才能考虑结节性筋膜炎的可能，同样结节性筋膜炎的诊断需要结合病史、发病部位及影像学表现。

超声：很多文献对结节性筋膜炎进行了病理解剖分型的超声鉴别分析，笔者认为对于皮下型和筋膜型的鉴别无临床意义，一般表现为皮下脂肪层低回声、体积较小、单发、病程短、边界较清晰、形态规则或不规则、多无血流信号，超声影像学诊断准确率较高，但对于肌层内结节性筋膜炎的诊断需要谨慎，一般表现为肌内迅速生长的肿块，体积偏大，边界清晰，形态不规则，边缘可有浸润现象，内部回声不均匀，多数无血流信号。其鉴别诊断仍然需要遵循病理"三不诊"原则，需要鉴别的疾病包括增生性筋膜炎、结节性脂膜炎、血管脂肪瘤、神经源性肿瘤、软组织肉瘤、韧带样纤维瘤病、腱鞘巨细胞瘤等，本书会在各个章节中一一讲解这些疾病的临床及超声表现，以此来进行鉴别。

预后：一般可自行消失，手术切除不复发。

（刘勋　高玉龙）

第二节　增生性筋膜炎、增生性肌炎

病例一

病史：患者，女性，56岁，左肘部皮下结节，病程2周，有轻微压痛。超声检查见图 3-2-1，图 3-2-2。

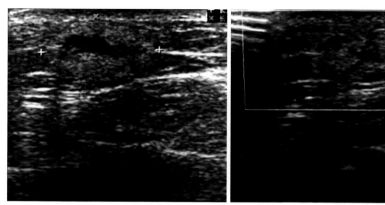

图 3-2-1　二维超声　　　　　　　　图 3-2-2　彩色多普勒超声

超声特征：皮下脂肪层实性肿物，大小约 1.8 cm×1.5 cm×1.2 cm，整体以中高回声为主，回声欠均匀，边界欠清晰，形态规则，彩色多普勒未见明显血流信号。

病理图片（图 3-2-3）：

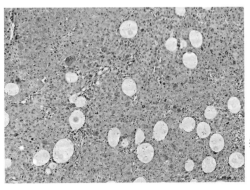

病理结果：增生性筋膜炎
（HE，×10）

图 3-2-3　病理组织图

病例二

病史：患者，女性，40 岁，左大腿根部内侧肿物 2 个月，质地硬，活动差，压痛阳性，波动感阴性。超声检查见图 3-2-4 至图 3-2-6。

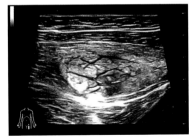 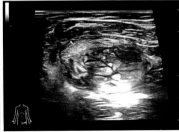 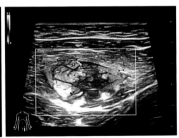

图 3-2-4　二维超声长轴切面　　图 3-2-5　二维超声短轴切面　　图 3-2-6　彩色多普勒超声

超声特征：左大腿前内侧肌层实性中高回收区，范围约 4.2 cm×3.8 cm×1.8 cm，边界欠清晰，形态不规则，回声不均匀，可见裂隙样低回声间隔分布，与高回声区呈"龟背样"改变，彩色多普勒可见少量血流信号。

病理图片（图 3-2-7）：

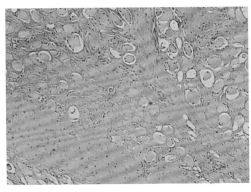

病理结果：符合增生性肌炎，
建议随诊（HE，×10）

图 3-2-7　病理组织图

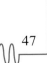

📥 病例三

病史：患者，女性，60 岁，左股内下实性肿物发现 2 周，质地硬，边界清晰，活动差，大小约 5.1 cm×2.9 cm×1.5 cm，压痛阴性，波动感阴性。超声检查见图 3-2-8 至图 3-2-10。

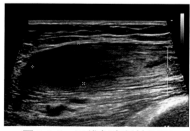 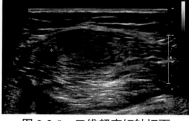 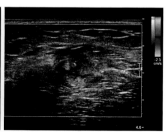

图 3-2-8　二维超声长轴切面　　图 3-2-9　二维超声短轴切面　　图 3-2-10　彩色多普勒超声

超声特征：左大腿肌层内实性中高回声区沿肌束走行方向分布，范围约 5.1 cm×2.9 cm×1.5 cm，边界不清，形态不规则，回声不均匀，可见裂隙样低回声间隔分布，与高回声呈"龟背样"改变，彩色多普勒可见少量血流信号。

病理图片（图 3-2-11）：

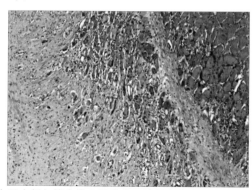

病理结果：（左股内侧）符合增生性肌炎，请结合临床，建议随诊（HE，×10）

图 3-2-11　病理组织图

免疫组化：β -catenin（浆＋），SMA（－），Desmin（－），S-100（－），CD34（－），Ki-67（10%＋）。

小结：

增生性筋膜炎（proliferative fasciitis，PF）是一种皮下组织反应性、自限性、结节状肌成纤维细胞增生性病变，起源于皮下组织而非筋膜，在临床上一般生长迅速，6 周体积即可达最大，好发于成年人，上肢前臂最多见，质硬，多数可有疼痛感。

增生性肌炎（proliferative myositis，PM）是发生于肌肉内的增生性筋膜炎，其本质是增生性筋膜炎，临床表现与增生性筋膜炎类似，但发病年龄较增生性筋膜炎偏大，好发于扁平肌、肩胛带区，在临床上表现为快速生长的肿块伴有疼痛发生，容易被误诊为恶性软组织肿瘤，如横纹肌肉瘤或纤维肉瘤等。

增生性筋膜炎镜下可见病变位于皮下脂肪小叶纤维间隔内，有时可出现灶性坏死和急性炎症细胞浸润。增生性肌炎镜下可见纤维母细胞增生累及肌外膜、肌束膜和肌内膜，病灶外的肌组织无明显改变，低倍镜下观察由于肌内膜、肌外膜纤维母细胞增生将肌束分离，呈"棋盘状"。

超声：二者超声表现亦相似，增生性筋膜炎一般表现为圆形或类圆形团块、呈浅分叶状、边界清楚或欠清楚、无包膜、回声为中等偏高回声或间杂低回声（有时伴片状无回声）、多数有微少量血流信号。增生性肌炎一般表现为体积较大、肿块均呈混合回声团、边界清晰、纵切面显示梭形团块、与肌纤维束走行一致等回声肌纤维组织及细条状低回声区交错（横切面显示团块呈"龟背样"表现）、彩色多普勒团块内见少量血流信号。

增生性筋膜炎主要与结节性筋膜炎、血管脂肪瘤、结节性脂膜炎等相鉴别，增生性肌炎主要与肌内脂肪瘤、非典型脂肪瘤、弹力纤维瘤等相鉴别。

预后：二者预后均较好，切除罕见复发。

（刘勋　陈宗南）

第三节　骨化性肌炎

病例一

病史：患者，女性，51岁，发现右大腿内侧肿物1月余，后逐渐增大，活动受限。质地硬，边界不清，活动欠佳，最大约8.6 cm×3.9 cm×3.5 cm，压痛阳性，波动感阴性。超声检查见图3-3-1至图3-3-3。

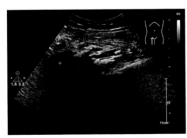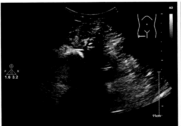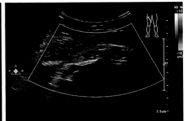

图3-3-1　二维超声长轴切面　　图3-3-2　二维超声短轴切面　　图3-3-3　彩色多普勒超声

超声特征：位于右大腿内侧肌层内不均质回声，范围约8.6 cm×3.9 cm×3.5 cm，边界不清，形态不规则，内部回声不均匀，可见多发钙化，彩色多普勒未见明显血流信号。

病理图片（图 3-3-4）：

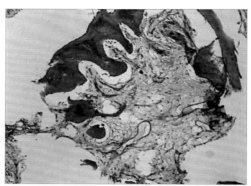

病理结果：（右大腿）符合骨化性肌炎，请结合临床及影像学检查（HE，×10）

图 3-3-4　病理组织图

📋 **病例二**

病史：患者，女性，60 岁，右大腿前外侧肿物，质地硬，边界不清，活动差，大小约 3.7 cm×1.8 cm×1.3 cm，压痛阳性，波动感阴性。超声检查见图 3-3-5 至图 3-3-7。

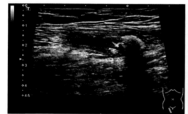 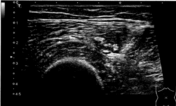 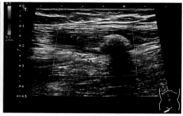

图 3-3-5　二维超声长轴切面　　**图 3-3-6　二维超声短轴切面**　　**图 3-3-7　彩色多普勒超声**

超声特征：右大腿前方肌层内低回声区，范围约 3.7 cm×1.8 cm×1.3 cm，边界不清，形态欠规则，无包膜，内可见散在粗大钙化性强回声，彩色多普勒周边可见点状血流信号。

病理图片（图 3-3-8）：

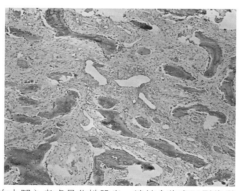

病理结果：（右大腿）考虑骨化性肌炎，请结合临床及影像学（HE，×10）

图 3-3-8　病理组织图

小结：

骨化性肌炎（myositis ossificans）是在肌肉或其他软组织内发生的异位骨化性疾病，本病以年轻人居多，发生于大腿、肘、膝及臀部肌层或肌腱、骨韧带连接处，多有外伤史，分为进行性骨化性肌炎和局限性骨化性肌炎，本节所示的均为局限性骨化性肌炎。

病理：肿块边界清晰，无包膜，镜下具有特征性分带现象，中央带为增生活跃的纤维组织，可见软骨样或骨样基质形成，外围带为较致密的成熟纤维组织及成熟骨组织。

超声：在影像学上进程一般表现为急性水肿期、增生肿块期、钙化修复期。中晚期病变由于出现不完全骨化，超声图像显示不规则低回声肿物，界线不清晰，内部可见粗大强回声钙化；而早期未出现明显病变，因此需要随访，主要与肉瘤类进行鉴别诊断。

预后：良性病变，手术切除即可，极少复发。

（魏玺　冯一星）

第四节　腱鞘纤维瘤

病例一

病史：患者，男性，46岁，右手掌肿物就诊，无压痛。超声检查见图3-4-1，图3-4-2。

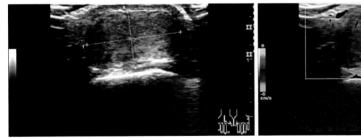
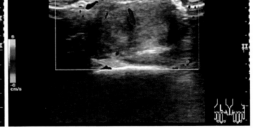

图3-4-1　二维超声长轴切面　　　　图3-4-2　彩色多普勒超声

超声特征：手掌部皮下实性结节，呈中等偏低回声，大小约1.5 cm×1.0 cm×0.9 cm，边界清晰，形态较规则，内部结构致密，可见裂隙状低回声，结节侧方紧邻肌腱，彩色多普勒见少量血流信号。

病理图片（图 3-4-3）：

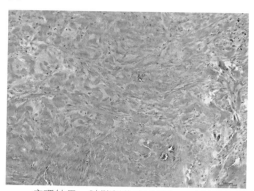

病理结果：腱鞘纤维瘤（HE，×10）

图 3-4-3　病理组织图

📖 **病例二** ▪▪

病史：患者，男性，23 岁，右腕部肿物就诊，无压痛，质硬。超声检查见图 3-4-4 至图 3-4-6。

超声特征：手腕部皮下软组织实性肿物，呈低回声，大小约 1.9 cm×1.2 cm×0.8 cm，边界清晰，形态规则，内部结构致密，可见裂隙状低回声，结节侧方紧邻肌腱，彩色多普勒未见明显血流信号。

病理图片（图 3-4-7）：

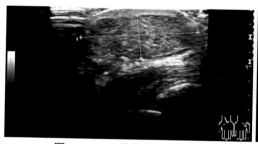

图 3-4-4　二维超声长轴切面

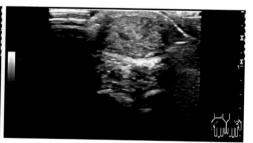

图 3-4-5　二维超声短轴切面

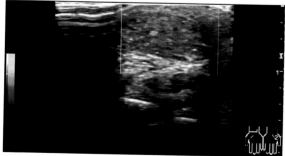

无明显血流信号

图 3-4-6　彩色多普勒超声

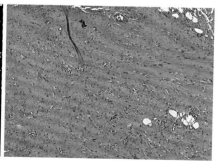

病理结果：腱鞘纤维瘤（HE，×4）

图 3-4-7　病理组织图

小结：

腱鞘纤维瘤（fibroma of the tendon sheath，FTS）是少见的良性肿瘤，好发于男性，年龄多在20~50岁，本病生长缓慢，常发生于手指、腕部、膝部、足踝部，无明显临床症状。

肿瘤表现为边界清楚的实性结节，常与肌腱和腱鞘相连，镜下主要为稀疏的纤维母细胞，分布于胶原化间质中，常见裂隙状血管腔隙，目前病理学家对腱鞘纤维瘤与腱鞘巨细胞瘤的关系尚有质疑，有人认为它是腱鞘巨细胞瘤的终末期，还有人认为这二者是由不同的病理组织构成，甚至有人提出腱鞘纤维瘤应该是结节性筋膜炎的一种腱鞘滑膜亚型。

超声一般表现为：小关节附近肌腱旁实性结节、呈中等偏低回声、边界清晰、形态规则或欠规则、多数无囊性变及钙化、彩色多普勒可见或未见血流信号。

腱鞘纤维瘤鉴别诊断主要与腱鞘巨细胞瘤、结节性筋膜炎、掌跖纤维瘤病、神经源性肿物、血管瘤等相鉴别。腱鞘纤维瘤与腱鞘巨细胞瘤很难进行鉴别，一般无鉴别诊断意义；结节性筋膜炎很少发生于小关节附近（多位于上肢屈侧），一般表现为生长迅速、多有压痛、低回声、边界清晰、形态规则或不规则、多数无血流信号；掌跖纤维瘤病属于中间具有侵袭性的肿瘤，多数具有压痛，超声表现无特异性（扁椭圆形低回声结节、边界清晰、形态规则、无血流信号），但其独特的生长部位可与腱鞘纤维瘤相鉴别；当神经源性肿物位于皮下浅筋膜层、生长在小关节附近时较难与腱鞘纤维瘤相鉴别，其超声表现多为低回声、边界清晰、形态规则、多数无血流信号；血管瘤超声多表现为内部较疏松结构，探头挤压试验时血流信号常较丰富，与腱鞘纤维瘤鉴别相对较容易。

预后：属于良性病变，手术完整切除相对较困难，部分可复发。

（刘勋）

第五节　弹力纤维瘤

病例一

病史：患者，男性，64岁，肩胛背部肿物，肩关节内收时肿物凸显，无压痛。超声检查见图3-5-1至图3-5-3。

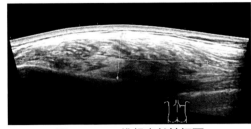

图3-5-1　二维超声长轴切面

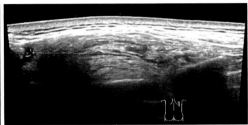

图3-5-2　二维超声短轴切面

超声特征：肩胛背部肌层深方实性肿物，呈不均质回声，大小约 10.3 cm × 7.9 cm × 2.5 cm，边界不清，粗大纤维性高回声与低回声交错分布，彩色多普勒未见血流信号。

病理图片（图 3-5-4）：

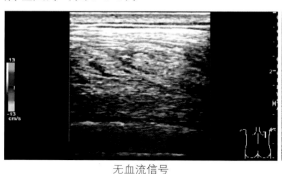
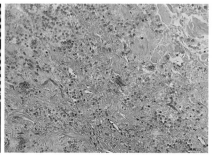

无血流信号

图 3-5-3　彩色多普勒超声

病理结果：弹力纤维瘤（HE，×10）

图 3-5-4　病理组织图

病例二

病史：患者，女性，56 岁，右肩背部肿物，无压痛。超声检查见图 3-5-5，图 3-5-6。

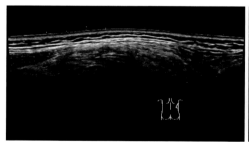
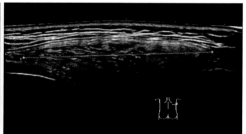

图 3-5-5　二维超声长轴切面

图 3-5-6　二维超声短轴切面

超声特征：肩胛背部肌层深方实性肿物，呈不均质回声，范围约 4 cm × 7.6 cm × 2.8 cm，边界不清，粗大纤维性高回声与低回声交错分布，彩色多普勒未见明显血流信号。

病理图片（图 3-5-7）：

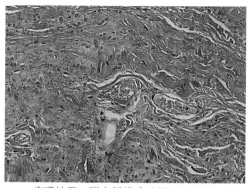

病理结果：弹力纤维瘤（HE，×20）

图 3-5-7　病理组织图

小结：

弹力纤维瘤（elastofibroma）是一种罕见的纤维弹性组织瘤样病变，好发于老年人（60~70 岁）的肩胛下角和胸壁的结缔组织，病因不明，可有家族史，患者长期从事重体力劳动，可能与慢性损伤、长期受到摩擦有关。

病理大体标本一般表现为无包膜、与周围组织分界不清、体积偏大、质地较硬，切开后可见少量脂肪组织分布其中。镜下病变由胶原纤维和大量的弹力纤维构成。

超声一般表现为肩胛背部肌层实性肿块、无边界、呈混合回声（粗大线性高回声与低回声交错分布）、多无血流信号，当其发病部位位于肩胛背部肌层时超声具有很高的特异性，所以诊断相对较容易，但当其他部位发现该病变时我们应该谨慎，主要与肌内脂肪瘤、非典型脂肪瘤、增生性肌炎相鉴别。肌内脂肪瘤内部的线性高回声相对于弹力纤维瘤较细，且与脂肪组织交错分布于肌层内，整体背景还是以脂肪组织为主，而弹力纤维瘤主要以弹力纤维和胶原纤维为主，脂肪组织结构较少；非典型脂肪瘤好发于肌层，边界较清晰，呈分叶状，内部亦可见纤维结构与脂肪组织交错分布，其内部血流信号相对较丰富，且可见动脉性血流信号，而弹力纤维瘤很少有血流信号；增生性肌炎一般表现为呈混合回声团、边界清晰、纵切面显示梭形团块、与肌纤维束走行一致等回声肌纤维组织及细条状低回声区交错（横切面显示团块呈"龟背样"表现）、团块内少量血流信号。

预后：属于良性肿瘤，手术切除即可，很少复发。

（刘勋　陈宗南）

第六节　软纤维瘤

病例一

病史：患者，女性，28 岁，右侧会阴部肿物 10 多年，向外突出。肿物质软，无压痛，缓慢长大。超声检查见图 3-6-1，图 3-6-2。

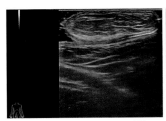
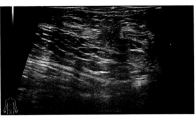
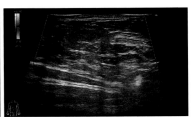

图 3-6-1　灰阶超声　　　　　　　　图 3-6-2　彩色多普勒超声

超声特征：皮肤可见中等回声结节隆起，边界清晰，通过一蒂（宽约 1.8 cm）与深方脂肪组织相通，未见明显血流信号。

病理图片（图 3-6-3）：

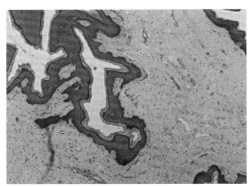

病理结果：带皮组织一块，皮肤表面灰白，呈结节状，切面灰黄实性质软，符合有蒂型软纤维瘤（HE，×40）

图 3-6-3　病理组织图

📱 **病例二**

病史：患者，女性，37 岁，自觉后颈部肿物 2 年，缓慢长大。肿物质软，表面平坦，无压痛。超声检查见图 3-6-4，图 3-6-5。

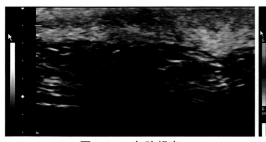
图 3-6-4　灰阶超声

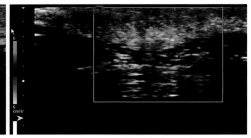
图 3-6-5　彩色多普勒超声

超声特征：后颈部皮下软组织内可见一稍高回声结节，边界清晰，未见明显血流信号。

病理图片（图 3-6-6）：

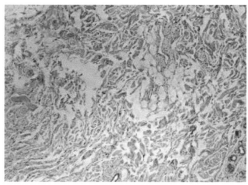

病理结果：符合无蒂型软纤维瘤（HE，×10）

图 3-6-6　病理组织图

📋 病例三 ▪▪▪▪

病史：患者，女性，36 岁，4 年前自检时发现右乳头肿物，约绿豆大小，在月经期稍有疼痛，无发炎、破溃，无乳头溢液，未予特殊诊治，现逐渐增大，约黄豆大小。超声检查见图 3-6-7，图 3-6-8。

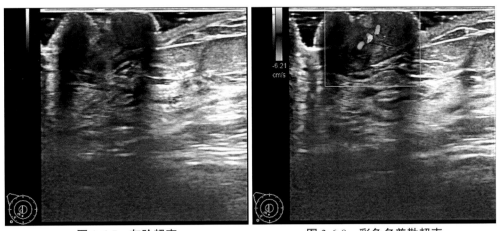

图 3-6-7　灰阶超声　　　　　　　　　　　图 3-6-8　彩色多普勒超声

超声特征：右侧乳头旁可见一低回声结节，边界尚清，内见少许血流信号。

病理图片（图 3-6-9）：

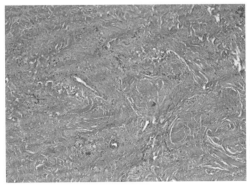

病理结果：（乳头旁肿物）形态符合有蒂型软纤维瘤（HE，×10）

图 3-6-9　病理组织图

小结：

软纤维瘤又称皮赘，是一种表皮过度角化和真皮结缔组织增生性的疾病，常见于中老年患者，尤其以更年期后妇女多见，临床上多无自觉症状。肿瘤表面光滑或呈乳头状，推动自如，有蒂型可长可短，大部分悬挂松弛，触之较软，同时伴有色素沉着。病理上软纤维瘤以成熟的纤维细胞为主，夹杂着少量的胶原纤维，结缔组织细胞排列稀疏，细胞间隙含有胶样液体。

超声：有蒂的软纤维瘤位于皮肤表面，比例较大，无蒂者位于皮肤层内，隆起或不隆起。病变边界清楚，形态规则，内部回声为均匀低回声，部分病灶伴感染后，超声表现为内部回声不均匀，病变内出现小片状的无回声区，血流信号丰富。

软纤维瘤须与皮肤纤维瘤、脂溢性角化病及基底细胞癌等相鉴别：①皮肤纤维组织细胞瘤好发于四肢和肩背部，同样生长较慢，超声表现为皮肤层内团块状低回声，一般较小，边界清楚，形态规则，内未见明显血流信号；②脂溢性角化病是一种临床最常见的良性皮肤肿瘤，好发于中老年人，是由于角质形成细胞增生所致的表皮良性增生，好发于面头部、背部及手背等部位；超声表现为皮肤层内低回声结节，边界较清楚，形态较规则，内均可见较丰富的血流信号；③基底细胞癌是临床上最常见的皮肤恶性肿瘤，好发于中老年患者，以头面部最常见，部分皮肤表面可见溃疡，超声表现为皮肤层内团块状低回声，边界欠清，形态欠规则，内可见较丰富的血流信号。

预后：良性病变，手术切除即可，无复发倾向。

（薛恒）

● 第七节　婴儿纤维性错构瘤

🖥 病例

病史：患儿，男，1 岁，左上臂肿物，皮肤颜色无改变，质硬。超声检查见图 3-7-1 至图 3-7-3。

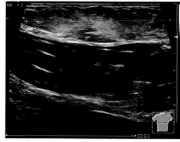 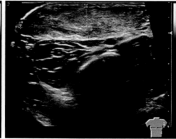 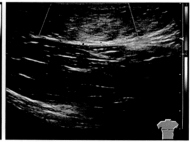

图 3-7-1　二维超声长轴切面　　图 3-7-2　二维超声短轴切面　　图 3-7-3　彩色多普勒超声

超声特征：皮下脂肪层实性肿物，呈中等偏高回声，范围约 4.0 cm × 3.9 cm × 1.0 cm，边界不清，呈模糊片状，回声不均匀，高回声与低回声不均匀间隔分布（低回声为高回声中的蛇形结构），彩色多普勒未见明显血流信号。

病理图片（图 3-7-4）：

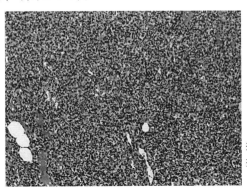

病理结果：婴儿纤维性错构瘤（HE，×10）

图 3-7-4　病理组织图

免疫组化：梭形细胞 Vimentin(＋)，SMA(部分弱＋)，CD34(灶＋)，Bcl-2(灶弱＋)，Desmin(－)，S-100(－)，MDM-2(－)，Ki-67(热点区 5%＋)。

小结：

婴儿纤维性错构瘤（fibrous hamartoma of infancy）是一种孤立的、边界不清的纤维组织增生，Enzinger 总结了 30 例病例，为突出该病变组织学特有的器官样结构和主要发生于出生时或出生后不久的婴儿，建议采用婴儿纤维性错构瘤来描述该肿瘤。在临床上属于罕见病例，仅占良性软组织肿瘤的 0.02%，2 岁以内多见，多见于男性，在腋窝、上臂、股部、腹股沟、耻骨区、肩部、背部和前臂多见，肿瘤组织生长缓慢，但不会停止生长或消退。

病理：镜下由 3 种成分构成，即肌纤维母细胞、原始间叶细胞、成熟中脂肪组织细胞，3 种成分互相混杂、比例不等。

超声：结合文献及笔者经验，超声一般表现为皮下脂肪层片状中等或高回声区、边界不清晰、内部回声不均匀（低回声与高回声间隔分布）、多无血流信号，肿瘤内部的低回声为纤维性结构，高回声源自脂肪成分；主要与浅表脂肪瘤、血管脂肪瘤、血管瘤、脂肪肉瘤、脂肪母细胞瘤等相鉴别：浅表脂肪瘤、血管脂肪瘤等主要发生于成年人，婴幼儿少见，一般表现为边界清晰、有薄层包膜、高 / 中等 / 低回声、无明显血流信号；脂肪母细胞瘤超声一般表现为肿块多位于皮下，最长径 >3 cm，呈分叶状，内部伴有强回声分隔的稍高回声，肿块多边界清楚，可见少量散在不均匀血流信号；血管瘤一般表现为皮下网格状结节、质软、压缩可变形、探头加压试验时可见较丰富血流信号；脂肪肉瘤肿块体积较大，一般 > 5.0 cm，边界不清，形态不规则，质软，内可见丰富的血流信号。

预后：良性病变，手术切除少见复发，复发病例不具有侵袭性，仍可继续手术切除。

（刘勋）

第八节　颈纤维瘤病

📖 病例一

病史：患儿，男，3 个月，颈部肿大就诊，皮肤表面无颜色改变，头部向一侧倾斜。超声检查见图 3-8-1，图 3-8-2。

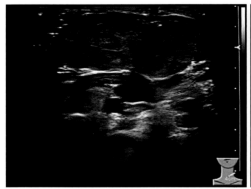 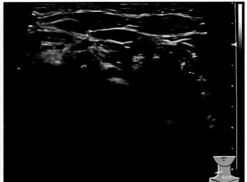

胸锁乳突肌局部肿胀增厚，回声减低　　　　　　　健侧同水平正常情况

图 3-8-1　二维超声颈部横断面　　　**图 3-8-2　二维超声胸锁乳突肌图像**

超声特征：胸锁乳突肌局部肿胀增厚，回声减低，范围约 4.0 cm×3.7 cm×1.4 cm，正常肌纤维结构大部分消失。

病理图片（图 3-8-3）：

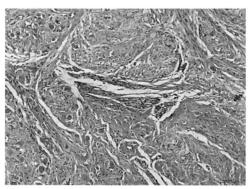

病理结果：（胸锁乳突肌包块）颈纤维瘤病（HE，×10）

图 3-8-3　病理组织图

免疫组化：SMA（+），Ki-67（index < 10% +），β-catenin（浆 +），CD34（-），Desmin（-），S-100（-）。

📠 病例二 ▪▪▪▪

病史：患儿，男，1 个月，右颈肿块来诊。超声检查见图 3-8-4，图 3-8-5。

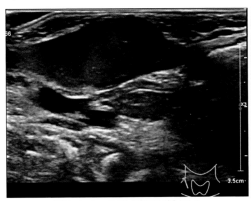
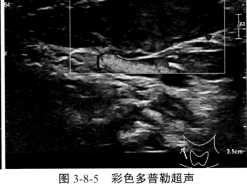

图 3-8-4　二维超声短轴切面　　　　图 3-8-5　彩色多普勒超声

超声特征：胸锁乳突肌局部肿胀增厚，呈团块状，回声减低，正常肌纤维结构消失，彩色多普勒可见少量血流信号。

病理图片（图 3-8-6）：

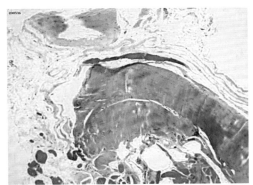

病理结果：镜下为透明变性且排列紊乱的骨骼肌组织，比较符合颈纤维瘤病

图 3-8-6　病理组织图

免疫组化：Desmin（＋），LCA（－）。

小结：

颈纤维瘤病又称先天性肌性斜颈，在临床上较为罕见，发病率约占新生儿疾病的 0.4%，绝大多数发生于出生后 6 个月以内，是一种发生于胸锁乳突肌内的边界不清的瘢痕性肿块，主要以杂乱增生的纤维母细胞为主，患儿多有宫内位置异常或难产等病史，病变主要累及胸锁乳突肌下 1/3。

镜下见增生的胖梭形纤维母细胞与变形的横纹肌细胞混杂分布。

超声一般表现为胸锁乳突肌局限性肿胀增厚、边界不清、肌纤维结构消失、彩色多普勒未见或可见少量血流信号，结合其病史、年龄、临床特征（面部向一侧倾斜）即可做出诊断。

预后：良性病变，本病若早期诊断，70% 患儿可通过康复治疗恢复，15% 左右患儿需要手术治疗，如果患儿在 1 岁以后诊断及治疗，则预后相对较差。

（刘勋　徐巍军）

第九节　浅表纤维瘤病

病例一

病史：患者，男性，45 岁，足底部肿物，有压痛，质硬，无波动感。超声检查见图 3-9-1，图 3-9-2。

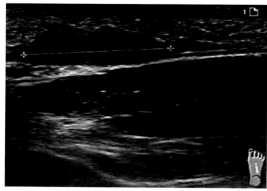 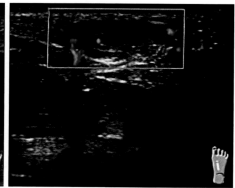

图 3-9-1　二维超声长轴切面　　　　　图 3-9-2　彩色多普勒超声

超声特征：跖底筋膜局限性增厚，呈低回声，范围约 1.8 cm × 1.2 cm × 0.5 cm，回声欠均匀，结节两端呈"鼠尾征"现象，彩色多普勒可见少量血流信号。

病理图片（图 3-9-3）：

病理结果：跖纤维瘤病（HE，×10）

图 3-9-3　病理组织图

📋 **病例二** ▩▩▩

病史：患者，男性，42岁，足底肿物就诊，有压痛。超声检查见图3-9-4至图3-9-6。

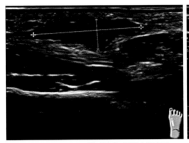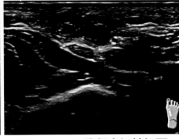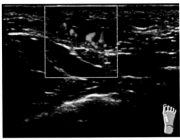

图3-9-4　二维超声长轴切面　　图3-9-5　二维超声短轴切面　　图3-9-6　彩色多普勒超声

超声特征：跖底筋膜局限性增厚，呈结节状，范围约2.3 cm×1.3 cm×0.7 cm，回声减低，形态欠规则，无包膜，结节上下端可见"鼠尾征"现象，彩色多普勒可见较丰富血流信号。

病理图片（图3-9-7）：

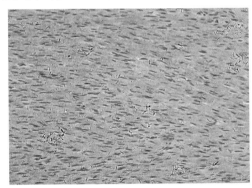

病理结果：（右足底）考虑为掌跖纤维瘤病（HE，×40）

图3-9-7　病理组织图

免疫组化：Vimentin（＋），S-100（±），SMA（弱＋），Ki-67（＜1%＋）。

该患者于同一位置3年后复发就诊（图3-9-8，图3-9-9）。

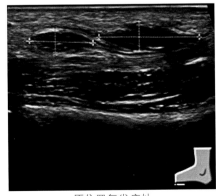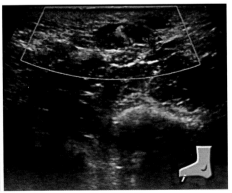

原位置复发病灶　　　　　　　　　复发病变区

图3-9-8　二维超声长轴切面　　　图3-9-9　彩色多普勒超声成像

超声特征：原手术切除区域足底筋膜局限性增厚（2处），呈结节状，边界不清，形态欠规则，无包膜，内部回声欠均匀，彩色多普勒可见较丰富血流信号。

小结：

浅表纤维瘤病（palmar fibromatosis），又称掌跖纤维瘤病，是一种发生于掌、跖筋膜和腱膜的弥漫性纤维组织增生，具有局部复发可能，属于中间局部侵袭性肿瘤；掌跖纤维瘤病多见于中老年患者，特别是60岁以上者，通常发生在掌指皱纹尺侧，慢慢引起掌指关节屈曲挛缩；掌跖纤维瘤病多见于中青年，一般发生于30岁左右，常见于足底中心部，很少累及足趾，没有挛缩现象。此外掌跖纤维瘤病与糖尿病、癫痫、酒精依赖有关。

镜下可见增生的纤维母细胞和肌纤维母细胞增生及胶原纤维，早期以纤维母细胞增生为主，随着病情进展，胶原纤维成分不断增加。

超声：一般表现为掌足底筋膜区局限性增厚、呈结节状、边界清、形态规则或欠规则、内部回声均匀或欠均匀、彩色多普勒可见血流信号较丰富。其主要与结节性筋膜炎、足底筋膜炎、神经源性肿瘤、血管瘤等相鉴别：结节性筋膜炎一般病史较短，有触痛，但掌纤维瘤病与掌部浅筋膜结节性筋膜炎二维超声表现并无特异性鉴别方法；足底筋膜炎一般发生于足底筋膜近跟骨止点处，无结节感，血流信号常较少，其二维超声表现无特殊鉴别意义；血管瘤一般表现为网格状结构，加压一般可变形，探头加压试验时血流信号较丰富；当神经源性肿物发生在浅筋膜层时，以目前超声分辨率是无法观察到结节两端"鼠尾征"现象的，故如果在浅筋膜层发现具有"鼠尾征"的结节往往不是神经源性肿瘤。

预后：属于中间性偶可复发性肿瘤，手术切除不净，易复发。

（刘勋）

第十节　韧带样纤维瘤病

📷 病例一

病史：患者，女性，42岁，右下腹壁肿物，有剖腹产病史。超声检查见图3-10-1至图3-10-3。

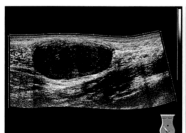 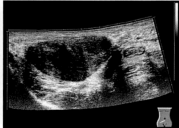 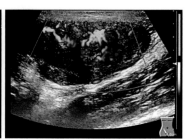

图3-10-1　二维超声长轴切面　　图3-10-2　二维超声短轴切面　　图3-10-3　彩色多普勒超声

超声特征：右下腹壁肌层内实性肿物，呈低回声，大小约 4.9 cm×4.8 cm×2.5 cm，边界清晰，形态规则，内部结构致密，回声不均匀，肿物后方回声增强，彩色多普勒可见较丰富血流信号。

病理图片（图 3-10-4）：

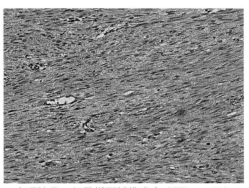

病理结果：韧带样型纤维瘤病（HE，×40）

图 3-10-4　病理组织图

📋 病例二

病史：患儿，男，14 岁，右锁骨上肿物就诊，近期突然增大，质硬，无压痛，无波动感。超声检查见图 3-10-5 至图 3-10-8。

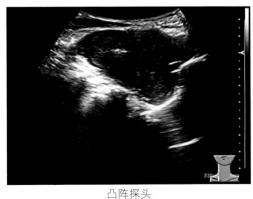
凸阵探头
图 3-10-5　二维超声横断面

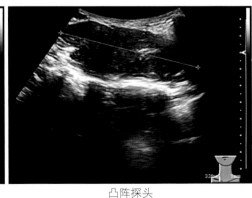
凸阵探头
图 3-10-6　二维超声纵断面

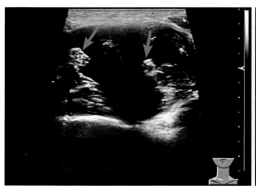

箭头所示臂丛神经

图 3-10-7　肿物包绕臂丛神经

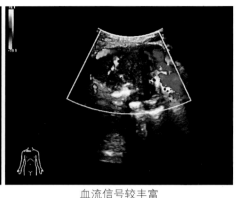

血流信号较丰富

图 3-10-8　彩色多普勒超声

超声特征：右前中斜角肌内实性肿物，呈低回声，范围约 8.1 cm×8.0 cm×4.7 cm，边界清晰，形态不规则，边缘尚锐利（无明显浸润现象），内部回声不均匀，肿物侵犯斜角肌间隙，臂丛神经被肿物包绕，但神经结构尚清晰，未见明显卡压现象，肿物下方达锁骨以下，锁骨下动脉局部被包绕，但未被挤压。彩色多普勒可见血流信号较丰富，含动脉频谱，呈低阻型。

病理图片（图 3-10-9）：

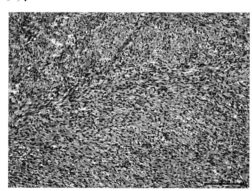

病理结果：韧带样纤维瘤病（侵袭性纤维瘤病）（HE，×20）

图 3-10-9　病理组织图

免疫组化：β-catenin（+），SMA（+），S100（-），CD68（-）。

小结：

韧带样型纤维瘤病（desmosid-type fibromatosis）又称侵袭性纤维瘤病和韧带样瘤，是一种发生于筋膜、肌腱膜或深部纤维母细胞和肌纤维母细胞过度增生而形成的纤维性肿瘤，切除不净极易复发，在临床上又称为低度恶性的肿瘤。

韧带样型纤维瘤病可发生于全身各处，常见于躯干和四肢，包括腹壁外形、腹壁型、腹内型，在这里我们只讨论腹壁外形（约占 50%）和腹壁型（约占 40%），腹壁型好发于生育期妇女，以 20 ~ 40 岁多见，多有分娩史，多见于腹直肌及腹内斜肌，临床上表现为缓慢生长的无痛性肿块，腹壁外形多见于青春期至 40 岁年龄段的人群，也可见于 10 岁以下的儿童，多发生于各处肌层内，呈侵袭性生长。

镜下可见增生的纤维母细胞和肌纤维母细胞，以及大小不等的胶原纤维。

超声一般表现为沿肌纤维浸润性生长的低回声肿块，很少发生坏死、出血和囊变，病灶体积一般较大，腹壁型边界清晰，结构致密，加压不变形，彩色多普勒可见血流信号一般为 I 或 II 级，腹壁外形边界清晰或不清晰，结构致密，加压不变形，彩色多普勒可见或未见血流信号。

其主要与肌内型结节性筋膜炎、腹壁子宫内膜异位灶、肌内血管瘤、肌层内神经源性肿物、肉瘤等相鉴别。结节性筋膜炎一般病程较短，生长迅速，多伴有压痛，其肌内型结节性筋膜炎二维声像图无特异性鉴别，彩色多普勒内部几乎未见血流信号；腹壁子宫内膜异位症异位于肌层者边界清晰或不清晰，形态规则或不规则，内部回声不均匀，可伴有无回声区，血流信号常不丰富，但有时二者超声几乎无法辨别；肌内型血管瘤若伴有较多血栓者，边界不清，形态不规则，仍可见网格状结构，很少见血流信号，鉴别相对较容易；神经源性肿瘤多位于较大神经干或血管旁，边界清晰，形态规则，可伴有囊性变及"鼠尾征"；软组织肉瘤一般表现为生长迅速，边界不清，形态不规则，内部回声不均匀，血流信号较丰富。

预后：属于中间性局部侵袭性肿瘤，切除不净易复发，不发生转移。

（刘勋）

● 第十一节 婴儿纤维瘤病

🖥 病例

病史：患儿，男，2 岁，中腹壁皮下肿物，有腹腔内外科手术史。超声检查见图 3-11-1，图 3-11-2。

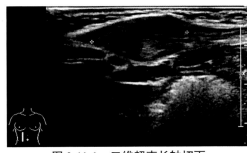

图 3-11-1 二维超声长轴切面

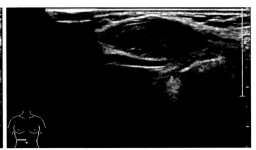

图 3-11-2 二维超声短轴切面

超声特征：右中腹壁术区切口下腹壁肌层内梭形低回声，范围约 2.6 cm×2.4 cm×1.1 cm，边界不清，回声不均匀，彩色多普勒未见明显血流信号。

病理图片（图 3-11-3）：

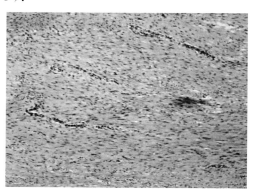

病理结果：（右腹壁肿物）婴儿纤维瘤病（侵袭性婴幼儿纤维瘤病），肿物周围可见正常软组织（HE，×10）

图 3-11-3　病理组织图

免疫组化：β-catenin（核+），S-100（−），SMA（+），Desmin（−），CD34（−），Ki-67（5%～10%+），Bcl-2（+），CD99（+），SATA-6（−）。

小结：

婴儿纤维瘤病（infantile fibromatosis）是一种发生于婴儿的纤维瘤病，属于中间性肿瘤，具有局部侵袭性且常复发，多见于 8 岁以内儿童，好发于头颈部、肩部、上臂、大腿。

病理：肿瘤大体边界不清，无包膜，镜下分弥漫型和韧带样型，韧带样型与成年人组成相似。

超声表现与韧带样型纤维瘤病相似，但发生于婴幼儿，其主要与婴儿纤维肉瘤、婴儿纤维错构瘤、血管瘤、炎症性肌纤维母细胞瘤等相鉴别；婴儿纤维肉瘤一般生长迅速，常见于 1 岁以内，主要见于四肢软组织，表面皮肤紧张、红肿或破溃；婴儿纤维错构瘤一般表现为中等或偏高回声，边界不清，几乎没有血流信号；血管瘤一般呈网格状，边界清晰或不清晰，加压可变形，加压试验时可见较丰富血流信号；炎症性肌纤维母细胞瘤属于低度恶性肿瘤，边界清晰，形态不规则，可伴有坏死、液化及钙化。此时超声鉴别具有一定局限性，应紧密结合临床表现及病史。

预后：属于中间性局部侵袭性肿瘤，切除不净易复发。

（魏玺　冯一星　徐巍军）

第十二节　隆突性皮肤纤维肉瘤

📷 **病例一**

病史：患者，男性，42 岁，腰骶部肿物，近期迅速生长，皮肤表面呈红色，无压痛。超声检查见图 3-12-1 至图 3-12-3。

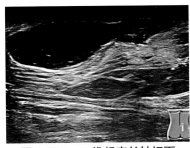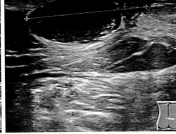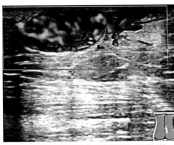

图 3-12-1　二维超声长轴切面　　图 3-12-2　二维超声短轴切面　　图 3-12-3　彩色及能量多普勒

超声特征：腰骶部皮下浅层实性肿物，呈低回声，范围约 3.4 cm×2.6 cm×1.2 cm，边界清晰，形态不规则，内部回声整体尚均匀，肿物浅方紧邻皮肤层，肿物后方回声增强，彩色多普勒可见较丰富血流信号。

病理图片（图 3-12-4）：

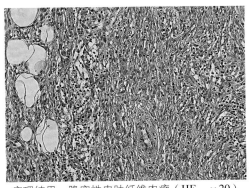

病理结果：隆突性皮肤纤维肉瘤（HE，×20）
图 3-12-4　病理组织图

📷 **病例二**

病史：患者，女性，59 岁，腰背部皮下软组织肿物，表面呈红色，质地硬，边界清晰，活动差，大小约 6.3 cm×6.2 cm×5.1 cm，压痛阳性，波动感阴性。超声检查见图 3-12-5 至图 3-12-7。

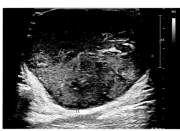
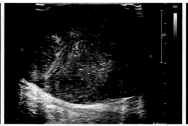
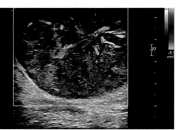

图 3-12-5　二维超声长轴切面　　图 3-12-6　二维超声短轴切面　　图 3-12-7　彩色多普勒超声

　　超声特征：腰骶部皮下浅层实性肿物，呈低回声，大小约 6.3 cm×6.2 cm×5.1 cm，边界清晰，形态规则，内部回声不均匀，可见条索状高回声，彩色多普勒可见较丰富血流信号。

　　病理图片（图 3-12-8）：

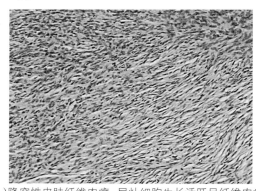

病理结果：（腰背部）隆突性皮肤纤维肉瘤，局灶细胞生长活跃呈纤维肉瘤样改变，瘤床（－），
切缘及基底（－）（HE，×20）

图 3-12-8　病理组织图

　　免疫组化：CD34（＋），CD99（－），Desmin（－），Bcl-2（部分弱＋），S-100（－），Ki-67（20%＋），Vim（＋）。

🖿 病例三

　　病史：患者，男性，65 岁，右胸壁肿物术后半年余，质地硬，边界尚清，活动欠佳，最大约 3.4 cm×3.0 cm×1.7 cm，压痛阳性，波动感阴性。超声检查见图 3-12-9，图 3-12-10。

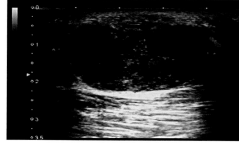
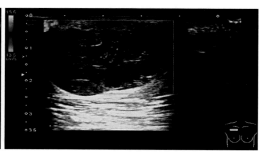

图 3-12-9　二维超声长轴切面　　　　图 3-12-10　彩色多普勒超声

超声特征：右侧胸壁皮下脂肪层内实性肿物，呈低回声，范围 3.4 cm×3.0 cm×1.7 cm，边界尚清，回声不均匀，内可见线样高回声，彩色多普勒未见明显血流信号。

病理图片（图 3-12-11）：

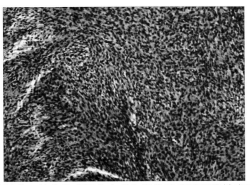

病理结果：（胸壁）梭形细胞肿瘤，结合免疫组化支持为纤维肉瘤型隆突性皮肤纤维肉瘤，细胞密集，核分裂象较多，该型生物学行为属于恶性，切缘及基底均为（－）（HE，×20）

图 3-12-11 病理组织图

免疫组化：CD34（＋），Bcl-2（部分弱＋），CD99（－），Ki-67（20%～30%＋），S-100（－），Desmin（－），SMA（－），Myogenin（－），STAT-6（－）。

小结：

隆突性皮肤纤维肉瘤（dermatofibrosarcoma protuberans）是发生于皮肤的结节性或多结节性浸润性肿瘤，常侵犯皮下脂肪组织，为中间性（偶有转移）肿瘤，本病原本属于中间型恶性纤维组织细胞瘤系列，2013 版 WHO 将其划归纤维母细胞/肌纤维母细胞性肿瘤范畴。本病常见于青年或中年人，儿童少见，男性好发，躯干和四肢多见，皮肤一般呈红色或蓝色，肿物可经过一段时间休眠，迅速生长变大、结节相互融合、形成不规则的皮下隆起性结构（隆突性由此得名）。

病理：多数为单结节，多结节多为复发所致，肿物主要位于皮下，可见出血及囊性变、坏死少见；镜下肿瘤无包膜，周边呈浸润状，紧密的梭形瘤细胞与胶原纤维组成典型的轮辐状结构，是本病的主要特征，虽然复发病例结构有所变化，但仍具有轮辐状结构。

超声：一般表现为边界较清楚、形态规则或欠规则、内部呈不均匀低回声、可见较多线状高回声不均匀分布、彩色多普勒可见内部血流较丰富。其主要与血管瘤、神经源性肿瘤、脂肪肉瘤及纤维肉瘤等相鉴别，结合病史及皮肤颜色变化，不难做出鉴别诊断。

预后：本病手术后容易复发，偶有远处转移。

（魏玺 刘勋）

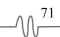

第十三节　炎性肌纤维母细胞性肿瘤

病例一

病史：患儿，男，3岁，颈后部肿物，近期生长增快，无压痛及波动感。超声检查见图 3-13-1 至图 3-13-3。

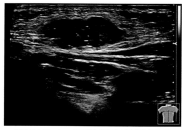 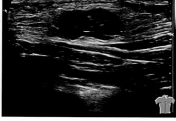 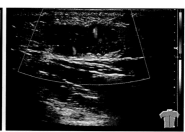

图 3-13-1　二维超声长轴切面　　图 3-13-2　二维超声短轴切面　　图 3-13-3　彩色多普勒超声

超声特征：皮下脂肪层实性肿物，呈低回声，大小约 1.9 cm × 1.5 cm × 0.8 cm，边界清晰，形态不规则，边缘呈浸润状，且周边组织回声增强，内部可见纤维条索样结构，结节后方回声增强，彩色多普勒可见较丰富血流信号，呈低速高阻型频谱。

病理图片（图 3-13-4）：

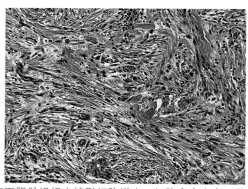

病理结果：（颈背部肿物）皮下脂肪组织中梭形细胞增生，细胞密度中度，异型性不显著。间质散在分布慢性炎症细胞，小血管多见。病变与周围正常组织界线不清，提示良性或低度恶性。结合免疫组化染色，平滑肌抗体（smooth muscle actin，SMA）阳性、间变性淋巴瘤激酶（anaplastic lymphoma kinase，ALK）阳性，病变比较符合炎性肌纤维母细胞性肿瘤（HE，×20）

图 3-13-4　病理组织图

免疫组化：ALK（部分 +），SMA（部分 +），CD34（ − ），CK（ − ），Desmin（ − ），Ki-67（低表达），S-100（ − ），β-catenin（膜浆 +）。

病例二

病史：患者，女性，47岁，患者于入院前1个月前无明显诱因发现右大腿软组织肿物，大小为 3 cm×3 cm，轻度疼痛，活动正常，自行按摩治疗，后因肿物增大遂就诊，完善检查后以"右大腿肿物"收入院。超声检查见图 3-13-5 至图 3-13-7。

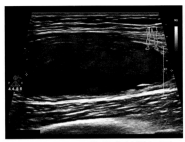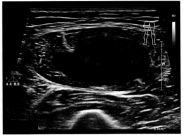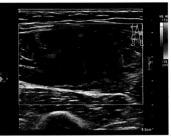

图 3-13-5　二维超声长轴切面　　图 3-13-6　二维超声短轴切面　　图 3-13-7　彩色多普勒超声

超声特征：右大腿浅肌层内可见范围约 5.8 cm×4.1 cm×2.2 cm 实性肿物，边界清晰，形态规则，内部回声不均匀，内可见较丰富血流信号。Adler 分级为Ⅲ级。

病理图片（图 3-13-8）：

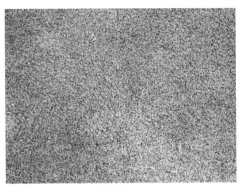

病理结果：右大腿梭形细胞肿瘤，其间散在大量淋巴细胞，核分裂象偶见，肿瘤周围可见较完整正常横纹肌组织，考虑炎性肌纤维母细胞性肿瘤（HE，×4）

图 3-13-8　病理组织图

免疫组化：LCA（淋巴细胞 +），SMA（灶性 +），Desmin（−），Ki-67（5%+），S-100（散在 +），CD68（灶性 +）。

小结：

炎性肌纤维母细胞性肿瘤（inflammalory myofibroblastic tumor，IMT）是一种好发于儿童和青少年的肌纤维母细胞性肿瘤，间质内伴有炎性细胞浸润，又称浆细胞肉芽肿、炎性假瘤，属于中间性（偶有转移）肿瘤。可见于身体任何部位，最常见的部位是肺、肠系膜和网膜，其次为软组织，在临床上可出现发热、盗汗、体重减轻、血小板增多、高球蛋白血症、红细胞沉降率增高等症状，肿瘤切除后症状消失。

病理学：肿瘤边界清楚，呈分叶状或多结节状，镜下可见增生的纤维母细胞、肌纤维母细胞和炎症细胞，其根据成分比例、细胞浸润、黏液成分不同可分为肉芽组织型、纤维瘤病型、瘢痕型。

超声表现：IMT 的超声并无特征性表现，一般表现为低回声、边界清晰、形态不规则、边缘呈浸润状、周边回声增强或无增强、内部可见纤维性结构、可伴有液化、彩色多普勒可见血流信号多较丰富。其鉴别诊断有一定困难，当伴有发热、乏力、消瘦、贫血等全身症状的儿童及青年患者发现该类超声表现时，应考虑 IMT 可能。

预后：大多为良性过程，部分病例可复发。

（徐世亮　刘勋）

第十四节　孤立性纤维性肿瘤

🖥 病例一

病史：患者，女性，71 岁，左肩背部肿物，质硬，活动性差，无压痛及波动感。超声检查见图 3-14-1，图 3-14-2。

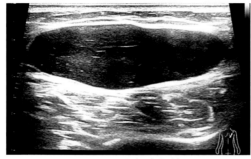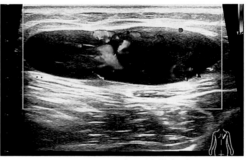

图 3-14-1　二维超声长轴切面　　　　图 3-14-2　彩色多普勒超声

超声特征：皮下脂肪层实性肿物，呈低回声，范围约 5.3 cm×4.7 cm×1.6 cm，边界清晰，边缘锐利规则，内部回声欠均匀，可见少许线状高回声，彩色多普勒可见丰富血流信号。

病理图片（图 3-14-3）：

病理结果：（左肩背部）孤立性纤维性肿瘤，细胞形态温和，核分裂象可见（0~3/10HPF）；未见坏死（HE，×4）

图 3-14-3　病理组织图

免疫组化：CD34（＋），STAT6（＋），Bcl-2（＋）。

📋 病例二 ▪▪▪▪

病史：患儿，女，15 岁，左颌下区肿胀就诊，质硬，无压痛及波动感，表面无红肿。超声检查见图 3-14-4 至图 3-14-6。

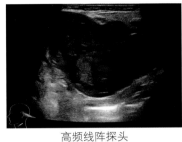 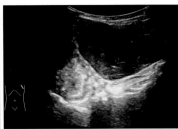 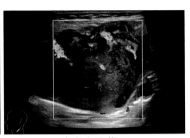

高频线阵探头　　　　　　　　低频凸振探头　　　　　　　　丰富血流信号
图 3-4-14　二维超声切面　　　**图 3-4-15　二维超声切面**　　　**图 3-14-6　彩色多普勒超声**

超声特征：左侧颌下区实性低回声肿物，范围约 7.6 cm×6.5 cm×4.6 cm，边界清，形态不规则，但边缘尚锐利，内部回声不均匀，可见多发条索状无回声，彩色多普勒可见丰富血流信号。

病理图片（图 3-14-7）：

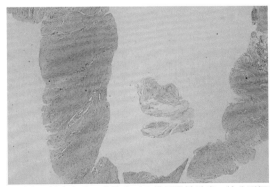

病理结果：（左颈深）梭形细胞肿瘤，结合免疫组化符合孤立性纤维性肿瘤，核分裂偶见，考虑交界性（HE，×10）
图 3-14-7　病理组织图

免疫组化：STAT6（＋），CD99（＋），Bcl-2（－），CD31（血管＋），CD34（血管＋），D2-40（－），HMB45（－），S-100（－），SMA（－），Ki-67（5%＋），ERG（－），CK-pan（－）。

小结：

孤立性纤维性肿瘤（solitary fibrous tumor，SFT）是一种好发于胸膜的纤维母细胞性肿瘤，在软组织内比较少见，为中间性肿瘤，在临床上比较罕见，20 ～ 70 岁成年人多见，在临床上以无痛性肿块就诊。

病理：肿瘤边界清晰，无包膜或有假包膜，体积一般较大，可伴出血、坏死或囊性变、典型镜下可见由交替性分布的细胞丰富区和稀疏区组成，瘤组织内血管丰富，互相连接成网状。

超声：孤立性纤维性肿瘤比较少见，超声表现差别较大，可表现为实性、边界清晰或不清晰、形态规则或不规则、可伴有液化或钙化、彩色多普勒可见血流丰富，超声并无特异性诊断。

鉴别诊断：因其超声表现的复杂性，很难首先对该疾病做出诊断，需要充分根据其他类型类肿瘤的常见超声特征进行一一排除后，方可考虑该肿瘤的可能，不建议首先考虑该疾病。

预后：多属于良性经过，部分可复发，恶性者可发生远处转移。

（刘勋　于春洋）

第十五节　黏液炎性纤维母细胞性肉瘤

病例一

病史：患者，男性，左大腿肿物，皮肤无红肿及压痛，波动感阳性。超声检查见图 3-15-1 至图 3-15-3。

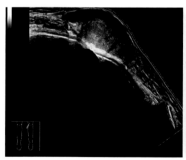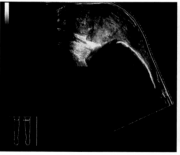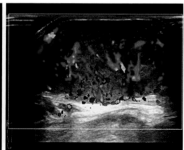

图 3-15-1　二维超声长轴宽景成像　图 3-15-2　二维超声短轴宽景成像　图 3-15-3　彩色多普勒超声

超声特征：左膝内侧皮下脂肪层实性肿物，呈低回声，大小约 4.8 cm × 3.6 cm × 2.1 cm，边界清晰，形态欠规则，内部回声不均匀，内可见少许无回声区及线状强回声，彩色多普勒可见周边及内部丰富短杆状血流信号。

病理图片（图 3-15-4）：

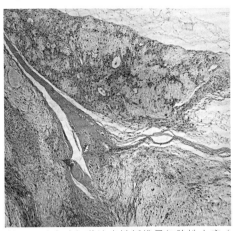

病理结果：结合免疫组化结果，（右膝）黏液炎性纤维母细胞性肉瘤（低度恶性）（HE，×4）

图 3-15-4 病理组织图

免疫组化：Myoglobin（－），CK（－），VIM（＋），CD68（＋），SMA（＋），Desmin（部分＋），CD34（－），ki-67（约 10%＋），S-100（个别＋），CD99（部分＋），CD31（＋），EMA（部分＋）。

病例二

病史：患者，女性，69 岁，左大腿近段肿胀，轻微压痛，无波动感。超声检查见图 3-15-5 至图 3-15-8。

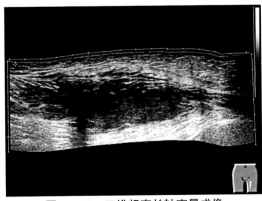

图 3-15-5 二维超声长轴宽景成像

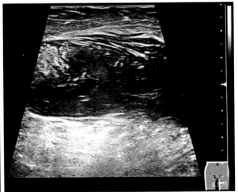

图 3-15-6 二维超声短轴切面

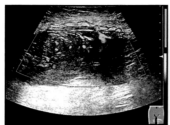

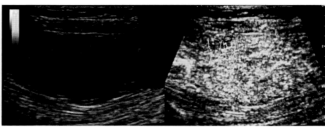

图 3-15-7　彩色多普勒超声　　　　　　　**图 3-15-8　超声造影达峰图像**

超声特征：左大腿内侧肌层内实性肿物，呈低回声，范围约 13.0 cm × 8.5 cm × 3.9 cm，边界不清，形态不规则，边缘呈浸润状，内部回声不均匀，肿物表面侵及深筋膜，周边组织回声增强，彩色多普勒可见较丰富血流信号。

病理图片（图 3-15-9）：

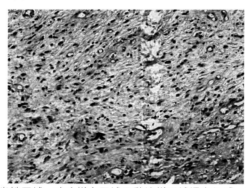

病理结果：（左股内侧）肿瘤炎性区域、玻璃样变区域及黏液样区域混杂组成，可见大量淋巴细胞、梭形细胞、畸形细胞散在分布，结合免疫组化及 FISH 检测（*MDM2* 基因未见异常扩增）考虑为黏液炎性纤维母细胞性肉瘤（低度恶性）（HE，×40）

图 3-15-9　病理组织图

免疫组化：S-100（+），CD34（血管 +），CD68（灶 +），LCA（ – ），CD15（ – ），CD30（ – ），Ki-67（40%+），Desmin（ – ），Myo-D1（ – ），CD（HE，×10）（ – ），SMA（ – ）。

小结：

黏液炎性纤维母细胞性肉瘤（myxoin flammatory fibroblastic sarcoma，MIFS）是一种罕见的发生于四肢末端的低度恶性软组织肉瘤，好发于 30~50 岁成年人，男女无发病差异，表现为缓慢生长的无痛性肿块，偶有疼痛感，部分层因外伤史而发现，易误诊为血肿可能。

病理：肿瘤大多数呈多结节状，界限不清，镜下见炎症性区、玻璃样变区和黏液样区混杂而成。

超声：关于该病影像学报道多为 MR 和 CT，超声报道鲜有，基于该病的病理学基础及上述病例的表现，超声可表现为肢端软组织内体积较大的实性肿物，呈低回声，边界清晰或不清晰，形态不规则，位于深部肌层内者边缘呈浸润性生长，彩色多普勒可见血流信号较丰富。

鉴别诊断：该病表现符合肉瘤一般特征，与其他肉瘤较难鉴别，但需要与侵袭性纤维瘤病、肌内黏液瘤、血管黏液瘤、肌间血管瘤及血肿等相鉴别。

预后：手术切除，复发率偏高，远处转移较少，且致死率较低。

（徐世亮　宝波　李忠举）

第十六节　纤维肉瘤

📋 病例一

病史：患者，男性，30 岁，胸背部正中肿物，质地较实，无波动感。超声检查见图 3-16-1，图 3-16-2。

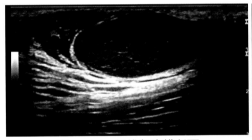
图 3-16-1　二维超声横断面

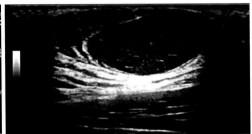
图 3-16-2　二维超声纵断面

超声特征：皮下脂肪层实性肿物，呈低回声，范围约 4.0 cm × 3.6 cm × 1.6 cm，边界清晰，形态欠规则，结构较致密，回声欠均匀，内部可见强回声纤维性间隔，肿物浅方达真皮层，深方未突破深筋膜，彩色多普勒未见明显血流信号。

病理图片（图 3-16-3）：

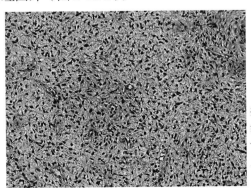

病理结果：（背部肿物）纤维母细胞/肌纤维母细胞性肿瘤，低度恶性。倾向于低度恶性纤维黏液样肉瘤。部分切缘可见肿瘤组织（HE，×40）

图 3-16-3　病理组织图

免疫组化：Vimentin（＋），CD34（＋），SMA（部分＋），S-100（－），Desmin（－），Bcl-2（－），CD99（－），STAT（－），CK（－），ALK（－），Ki-67（3%～5%＋）。

病例二

病史：患者，女性，55 岁，左上臂皮下软组织内多发肿物，近期生长较快，质地硬，边界不清，活动差，最大者为 2.0 cm×2.0 cm×1.1 cm，压痛阴性，波动感阴性。超声检查见图 3-16-4，图 3-16-5。

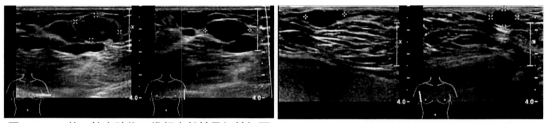

图 3-16-4　其一较大肿物二维超声长轴及短轴切面　　图 3-16-5　其一肿物结节二维超声长轴及短轴切面

超声提示：左上臂皮下脂肪层多发低回声实性肿物，其间伴厚薄不均高回声分隔，呈多房状，最大范围约 2.0 cm×2.0 cm×1.1 cm，肿物浅方接近真皮层，但分界尚清。

病理图片（图 3-16-6）：

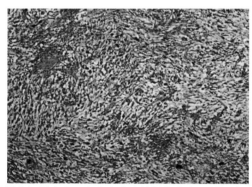

病理结果：（左上臂）黏液样高级别肉瘤，考虑为黏液性纤维肉瘤，侧切缘及基底均（－）（HE，×10）

图 3-16-6　病理组织图

免疫组化：MDM-2（＋），CDK4（＋），Ki-67（30%＋），CD34（血管＋），S-100（－），TLE1（－），SMA（－），Desmin（－），CD31（部分＋）。

病例三

病史：患者，女性，72 岁，右颌下皮下软组织内肿物，质地硬，边界不清，活动差，大小约 4.3 cm×4.2 cm，压痛阳性，波动感阴性。超声检查见图 3-16-7，图 3-16-8。

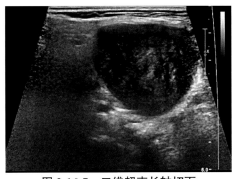

图 3-16-7　二维超声长轴切面

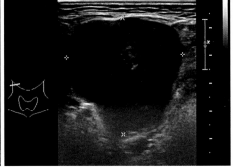

图 3-16-8　二维超声短轴切面

超声提示：右颌下皮下软组织内实性肿物，呈低回声，范围约 6.0 cm × 4.3 cm × 4.2 cm，边界清晰，形态欠规则，内部回声不均匀，肿物侧方与颌下腺联系紧密，彩色多普勒可见少量血流信号。

病理图片（图 3-16-9）：

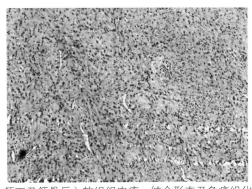

病理结果：（右颌下及颌骨后）软组织肉瘤，结合形态及免疫组化考虑为硬化性上皮样纤维肉瘤（HE，×10）

图 3-16-9　病理组织图

免疫组化：Desmin、S-100、CD34、SMA、CK-pan、P63、GFAP、EMA、CD57、Myo-D1、Dog-1、calponin、SATB-2、MUC-4 及 MDM-2 均（－），Ki-67（20%＋）。

小结：

纤维肉瘤（fibrosarcoma，FS）在过去的病理学中是最常诊断的一种软组织肉瘤，随着诊断技术的进步、免疫组化的普及，以及细胞和分子学的开展，发现很多过去经常诊断的纤维肉瘤并非真正的纤维肉瘤，多为其他类型肉瘤和隆突性皮肤纤维肉瘤，真正的纤维肉瘤在临床上极其少见，多发生于四肢躯干，常见于成年人，烧伤瘢痕性纤维肉瘤多见于儿童，男性多于女性。

纤维肉瘤分型包括成人型纤维肉瘤、黏液性纤维肉瘤、低度恶性纤维黏液性肉瘤、烧伤瘢痕性纤维肉瘤及放疗后纤维肉瘤。其大体形态各异，镜下多表现为形态各异的纤维母细胞及肌纤维母细胞分化。

超声：纤维肉瘤因其分类较多，文献超声报道相对较少，本次阐述的病例超声声像图多显示肿瘤边界清楚，病灶周边容易形成假包膜，但病灶大多数推挤皮肤与皮肤分界不清，有一定的侵袭感，内部回声表现为不均匀低回声，主要是由于其内部成分包括了细胞和部分纤维成分而呈现以低回声为基础并混以条状稍高回声；多数病灶后方回声增强，纤维成分较少时，后方回声增强更明显。

预后：纤维肉瘤常因切除不彻底而复发。

（魏玺　冯一星　刘勋）

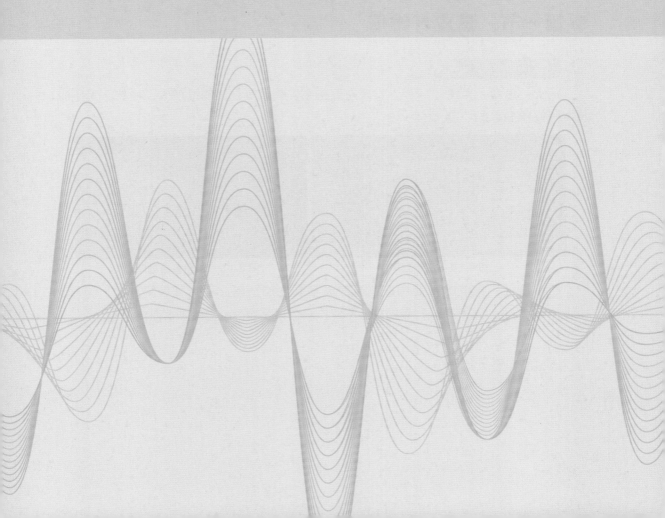

第四章

所谓的纤维组织细胞性肿瘤

纤维组织细胞性肿瘤（fibrohistiocytic tumor，FHT）是一个具有争议的肿瘤疾病谱，过去是一个庞大的疾病范畴，随着病理学的发展，很多以往被熟知的都逐渐被新的划分所代替，比如隆突性皮肤纤维肉瘤划归纤维母细胞/肌纤维母细胞性肿瘤，多形性未分化肉瘤（过去称恶性纤维组织细胞瘤）被列为一个类别独自进行分类。

目前，FHT 主要有 2 种概念上的争议：一种认为 FHT 是一组瘤细胞，具有纤维母细胞和组织细胞分化特征的肿瘤，基本成分包括纤维母细胞和组织细胞，此外还可包括一些泡沫细胞、炎症细胞等；另一种认为 FHT 本质上属于纤维母细胞/肌纤维母细胞性肿瘤类别，主要包括未分化的间叶细胞和纤维母细胞，其中的瘤细胞并不真正具有组织分化，肿瘤内所含的组织细胞属于反应性。

2020 版 WHO 软组织分类仅保留了腱鞘巨细胞瘤、深部软组织纤维组织细胞瘤、丛状纤维组织细胞瘤、软组织巨细胞瘤，在此，本书中只对腱鞘巨细胞瘤、滑膜来源瘤样病变、软组织巨细胞瘤及个别特殊的纤维组织细胞瘤进行阐述，而不对皮肤常见的纤维组织细胞瘤进行讲解。

● 第一节　真皮纤维瘤

🖥 病例一

病史：患者，男性，74 岁，发现左侧胸壁肿物数年，无明显增大，质软，无压痛。超声检查见图 4-1-1，图 4-1-2。

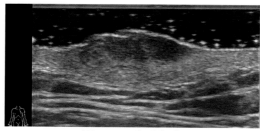
图 4-1-1　灰阶超声

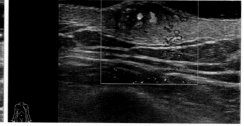
图 4-1-2　彩色多普勒超声

超声特征：胸壁肿物处探查：局部皮下真皮层增厚，可见低回声结节，范围约 1.8 cm × 0.5 cm，结节边缘与真皮分界不清，彩色多普勒内可见较丰富血流信号。

病理图片（图 4-1-3）：

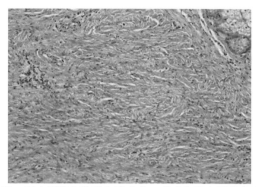

病理结果：真皮纤维细胞增生性病变，考虑为真皮纤维瘤（HE，×10）

图 4-1-3　病理组织图

📖 **病例二** ▪▪▪

病史：患者，女性，57 岁，颏下肿物 2^+ 年，质软，无压痛。超声检查见图 4-1-4，图 4-1-5。

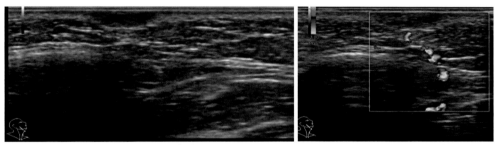

图 4-1-4　灰阶超声　　　　　　**图 4-1-5　彩色多普勒超声**

超声特征：皮肤层内可见一低回声结节，大小约 0.8 cm × 0.7 cm × 0.3 cm，边界清晰，形态欠规则，紧邻表皮，其内未见血流信号。

病理图片（图 4-1-6）：

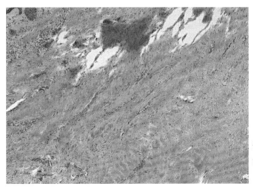

病理结果：（下颏肿物）形态符合真皮纤维瘤（HE，×10）

图 4-1-6　病理组织图

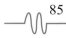

📷 **病例三**

病史：患者，女性，24 岁，发现背部肿物 2 年，无明显增大，质软，无压痛。超声检查见图 4-1-7，图 4-1-8。

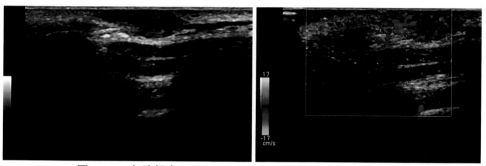

图 4-1-7　灰阶超声　　　　　　　　图 4-1-8　彩色多普勒超声

超声特征：右侧肩背部真皮层内可见一低回声结节，部分边界欠清，形态欠规则，内回声不均匀，彩色多普勒内可见丰富血流信号。

病理图片（图 4-1-9）：

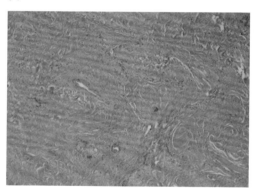

病理结果：皮肤纤维组织细胞瘤（真皮纤维瘤）（HE，×10）

图 4-1-9　病理组织图

小结：

真皮纤维瘤又称皮肤纤维瘤，是一种常见的皮肤良性病变，在成年人中常见，女性发病率大于男性。表现为生长缓慢、无症状的皮肤结节，直径从几毫米到 1~2 厘米。诱发原因可能是细微外伤或是蚊虫叮咬，皮肤颜色可见棕色、粉红色或肤色，常见于四肢，其次为躯干及面部。

组织学上，皮肤纤维瘤表现为以真皮上部为中心的分界不清的病变，可累及真皮深层，少数可达皮下，无包膜，因此在超声上病变两侧缘与正常真皮组织分界不清。皮肤纤维瘤由胶原纤维、成纤维细胞、组织细胞及血管组成，最常见的类型是以增生的胶原纤维为主的纤维性皮肤纤维瘤，在超声上表现为均匀的低回声结节，但当肿物伴有出血或含铁血黄素沉积时，超声上可能出现回声不均，部分出现裂隙样低至无回声。约20%的病例可出现周围脂肪组织回声增强，可能与病变周围组织反应性纤维化和慢性炎症刺激有关。约70%的病例无血流信号，与皮肤纤维瘤为乏血供病变有关。但随着病变越大，其内细胞成分越多，致使病变组织中血管增生，也可表现为丰富的血流信号。

皮肤纤维瘤需要与以下皮肤肿物相鉴别。

（1）表皮样囊肿：位于真皮及皮下，内多可见裂隙样无回声，内部及周边无明显血流信号。部分病变可见延伸至皮肤表面的窦道样结构。当表皮样囊肿破裂伴感染时，可表现为边界不清且有血流信号的病灶，单纯通过超声难与皮肤纤维瘤相鉴别。但可结合患者局部有无红肿热痛的症状进行鉴别。

（2）隆凸性皮肤纤维肉瘤：体积大，通常超过2 cm，生长迅速，皮肤表面呈红色。超声表现为真皮层及皮下组织内的肿物，边界清晰，内部以低回声为主，混杂条片状中高回声，血流信号丰富。而皮肤纤维瘤体积小，边缘模糊，乏血供，从而可鉴别。

预后：良性肿瘤，手术切除即可，无复发倾向。

（薛恒）

第二节 局限型腱鞘巨细胞瘤

病例一

病史：患者，女性，61岁，右手示指肿物，无疼痛。超声检查见图4-2-1至图4-2-3。

超声特征：皮下实性结节，紧邻屈肌腱，呈低回声，大小约1.5 cm×1.1 cm×0.6 cm，边界清晰，形态不规则，但边缘锐利，内部结构较致密，回声欠均匀，彩色多普勒未见明显血流信号。

病理图片（图4-2-4）：

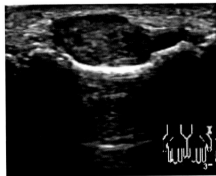

图4-2-1 二维超声长轴切面

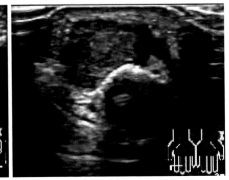

图4-2-2 二维超声短轴切面

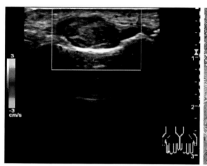

无明显血流信号

图 4-2-3　彩色多普勒超声

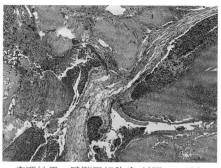

病理结果：腱鞘巨细胞瘤（HE，×10）

图 4-2-4　病理组织图

📷 病例二

病史：患者，女性，36 岁，右手拇指肿物，无压痛及波动感。超声检查见图 4-2-5 至图 4-2-7。

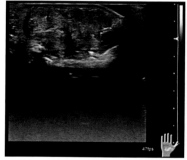

图 4-2-5　二维超声长轴切面

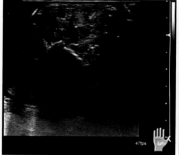

图 4-2-6　二维超声短轴切面

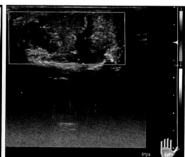

图 4-2-7　彩色多普勒超声

超声特征：皮下实性肿物，紧邻关节旁，呈等回声，大小约 3.0 cm×2.2 cm×1.5 cm，结构致密，可见裂隙样低回声，形态欠规则，但边缘无浸润性现象，彩色多普勒可见少量血流信号。

病理图片（图 4-2-8）：

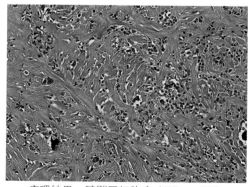

病理结果：腱鞘巨细胞瘤（HE，×20）

图 4-2-8　病理组织图

🏥 病例三

病史：患者，女性，29岁，左足部肿物，轻微压痛，无波动感。超声检查见图4-2-9至图4-2-11。

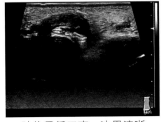
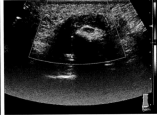
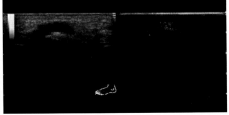

肿物呈低回声，边界清晰　　　　较丰富血流信号　　　　　　　呈现较均匀中高增强

图 4-2-9　二维超声　　　　图 4-2-10　彩色多普勒超声　　　图 4-2-11　超声造影图像

超声特征：皮下实性肿物，紧邻关节旁，部分包绕拇长屈肌腱，呈低回声，边界清晰，形态尚规则，内部结构致密，可见稀疏纤维性高回声，彩色多普勒可见较丰富血流信号。

病理图片（图4-2-12）：

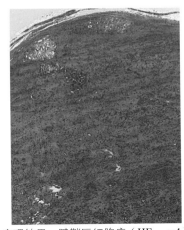

病理结果：腱鞘巨细胞瘤（HE，×4）

图 4-2-12　病理组织图

免疫组化：CD68（+），Ki-67（热点区约10%），S-100（-），SMA（-）。

小结：

腱鞘巨细胞瘤（giant cell tumor of tendon sheath，GCTTS）是一种起自关节滑膜、腱鞘的肿瘤，又称腱鞘滑膜巨细胞瘤，分局限型和弥漫型，局限型属于良性肿瘤范畴，弥漫型属于中间性局部具有侵袭肿瘤的范畴，又称色素性绒膜结节性滑膜炎。局限性腱鞘巨细胞瘤好发于成年人，以30～50岁多见，多发生于指（趾）关节附近或肌腱旁，是手足部第二常见软组织肿瘤，在临床上多为生长缓慢的无痛性肿块，部分肿块较大者可浸润骨质。

病理：大体上肿瘤边界清晰，呈分叶状，质实或硬，镜下见肿瘤有不完整包膜，包膜伸入肿瘤内分隔成小叶，瘤细胞主要有 3 种成分：单核组织细胞样瘤细胞、破骨细胞样瘤细胞、黄色瘤样细胞，多数病例可见形态不一的裂隙（如病例二）。

超声：一般表现为肌腱或关节旁实性低回声，边界多较清晰，形态规则或不规则（边缘多无浸润现象），内部结构较致密，回声多不均匀，很少见囊性变或钙化，部分肿块可侵蚀骨质，彩色多普勒可见血流信号无特异性（无或较丰富）。肌腱、关节旁实性结节一般可首先考虑此病，在此需要注意的是腱鞘纤维瘤亦好发于腱鞘旁，目前病理学上对于腱鞘纤维瘤的归属尚有争议，超声很难分辨腱鞘纤维瘤和腱鞘巨细胞瘤，且预后相似，目前认为无必要临床鉴别价值；腱鞘巨细胞瘤须与腱鞘囊肿、神经源性肿瘤相鉴别：一般腱鞘囊肿表现为无回声，壁薄光滑，彩色多普勒未见血流信号，当腱鞘囊肿破裂时二维图像与腱鞘巨细胞瘤鉴别有一定困难；手足关节附近神经源性肿瘤一般边界清晰，形态规则，内部回声均匀，彩色多普勒多数可见少量血流信号，与腱鞘巨细胞瘤鉴别具有一定难度。

预后：手术切除即可，但常因切除不净而复发。

（刘勋　陈敬一）

第三节　弥漫性腱鞘滑膜巨细胞瘤 / 色素性绒毛结节性滑膜炎

病史：患者，女性，40 岁，右膝关节肿痛 2 年余。间断以右膝关节滑膜炎保守治疗（用药不详），效果欠佳。患者要求关节镜下清理滑膜，拒绝切开手术治疗。超声检查见图 4-3-1 至图 4-3-3。镜下见图 4-3-4。

超声特征：膝关节旁髌上囊低回声团，边界清晰，形态不规则，内部回声不均匀，结构较疏松，可见小点状强回声，向膝关节延伸，彩色多普勒可见较丰富血流信号。

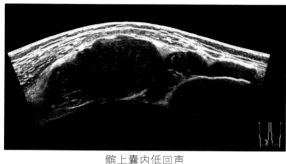

髌上囊内低回声
图 4-3-1　二维超声长轴切面

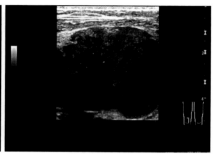

髌上囊内低回声
图 4-3-2　二维超声横断面

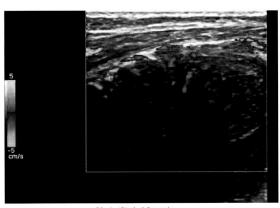

髌上囊内低回声

图 4-3-3　彩色多普勒超声

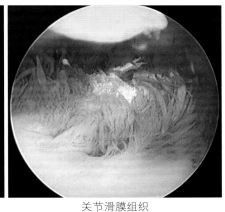

关节滑膜组织

图 4-3-4　关节镜下图像

小结：

弥漫性腱鞘滑膜巨细胞瘤 / 色素性绒毛结节性滑膜炎相对少见，青年人（40 岁以下）多见，女性偏多，主要发生于膝部（60%），其次臀部及足部，可分为关节内型和关节外形，位于关节外者也可以完全独立于肌肉内或皮下，在临床上主要以关节疼痛、肿胀和活动受限就诊，病史多较长。

病理：镜下见杂乱无章的绒毛结构，与局限型不同的是，肿瘤周围无包膜，呈弥漫性浸润性生长。

超声：病变多邻近于大关节，超声多显示为关节旁的低回声区，边界清晰或不清晰，周边呈浸润状，内部回声不均匀，呈絮状，可见点状强回声，常伴周围骨质的退行性改变，彩色多普勒可见血流信号丰富或无血流信号。其主要与滑膜血管瘤、滑膜骨软骨瘤病、肉瘤等相鉴别。

预后：术后切除容易复发，术后可以辅助放疗，以及给予药物抑制剂治疗。

（沈素红　刘勋）

第四节　滑膜骨软骨瘤病

病例一

病史：患者，男性，52 岁，右肩肿物，肩关节运动受限、僵硬。超声检查见图 4-4-1。

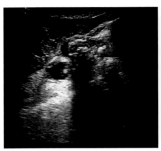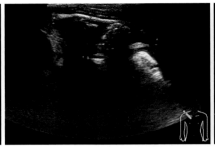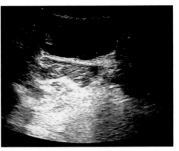

图 4-4-1　二维超声

超声特征：肩关节腔及关节旁可见多发肿物结构，表现为囊性无回声背景内伴强回声且紊乱分布。

病理图片（图 4-4-2）：

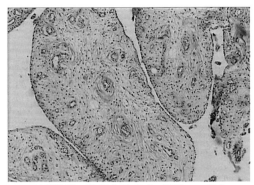

病理结果：滑膜软骨瘤病（HE，×10）

图 4-4-2　病理组织图

📖 病例二

病史：患者，女性，40 岁，右膝关节肿痛，活动受限。超声检查见图 4-4-3。

超声表现：膝关节旁多发小无回声结构，相互堆积，无回声囊壁不规则，且厚度不均，并可见多发强回声不均匀分布，彩色多普勒囊壁未见血流信号。

病理图片（图 4-4-5）：

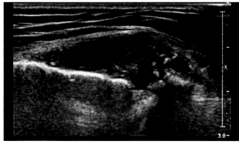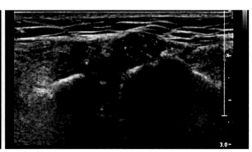

图 4-4-3　二维超声

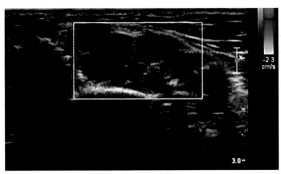

囊壁未见血流信号

图 4-4-4 彩色多普勒超声

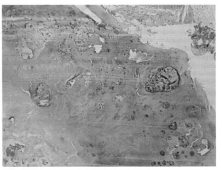

病理结果：符合滑膜软骨瘤（HE，×10）

图 4-4-5 病理组织图

小结：

滑膜软骨瘤病（synovial chondromatosis）是一种少见的良性滑膜病变，其特征是多个珍珠状关节内外骨软骨游离体。以男性多见，好发于 20~40 岁，以膝关节多见，其次为肩、肘、髋、踝，其临床表现通常是隐匿的，常伴随多种非特异性症状而逐渐发展，包括关节疼痛、肿胀和僵硬等模糊病史，其病因目前不明。

病理：大体标本为关节腔内滑膜附着的多发大小不等的关节游离体，可见钙化及骨化；镜下表现为滑膜内层结缔组织可见透明软骨岛，软骨岛周围有结缔组织包绕，形成环状结构。

影像学表现：目前诊断该病的文献报道主要为放射学表现，70%~95% 的病例在影像学检查中出现钙化，受累关节囊内发现多个钙化体，通常为光滑、圆形、大小不等呈"环形和弧形"游离体的影像学表现。超声对于关节内检查具有局限性，但比较典型的病变超声表现为关节腔内出现以无回声为背景的多发小圆环状结构时，强烈提示本病的可能（如病例二）。

预后：手术切除，可见复发。

（魏玺 冯一星 刘勋）

第五节 黄色瘤

病史：患者，女性，47 岁，左大腿根部背侧肿物，质硬，活动性差，无压痛及波动感。超声检查见图 4-5-1 至图 4-5-3。

超声特征：皮下脂肪浅层实性肿物，浅方紧邻皮肤真皮层，呈中等偏低回声（近似脂肪组织回声结构），大小约 4.6 cm×4.8 cm×1.9 cm，边界清晰，形态规则，内部回声不均匀，彩色多普勒可见较丰富血流信号。

病理图片（图 4-5-4）：

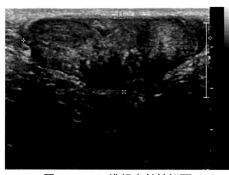

图 4-5-1　二维超声长轴切面　　　　图 4-5-2　二维超声短轴切面

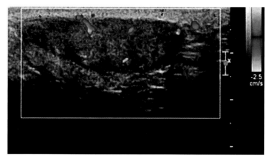

较丰富血流信号

图 4-5-3　彩色多普勒超声

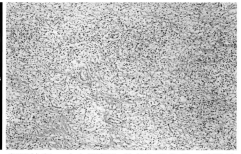

病理结果：（左臀部）考虑为黄色瘤，建议随诊（HE，×4）

图 4-5-4　病理组织图

免疫组化：CD1a（－），CD68（＋），S-100（－），CD20（－），CD3（相应＋），Ki-67（10%＋）。

小结：

黄色瘤（xanthoma）是一组病因不明，由吞噬了类脂的巨噬细胞局灶性聚集而形成的瘤样病变，这也是超声下产生类似脂肪组织结构回声的原因。本病多与原发性高血脂有关，常发生于眼睑、臀、肘、膝皮肤及皮下组织，偶可见于肌腱、腱鞘和滑膜。根据不同临床表现及组织学形态可分为 5 类，疹型、结节型、腱型、黄斑瘤及平坦型，分别好发于臀部、肘膝、手指、手足肌腱、眼睑及手掌皮肤褶皱处。

病理：镜下出现弥漫分布的黄色瘤细胞，这是组织细胞吞噬类脂后演变而成，胞质有大量空泡，又称泡沫细胞。

超声：软组织内黄色瘤比较少见，且黄色瘤的分型较多，超声表现复杂多样，尚有待进一步论证，但超声对于其肿物实性部分的结构显示为类脂肪瘤样结构，说明与黄色瘤的病理特征有着极大关系，其主要与脂肪类肿瘤相鉴别。

预后：主要针对病因学治疗，影响功能者可考虑手术。

（魏玺　冯一星）

第六节　软组织巨细胞瘤

病例一

病史：患者，男性，70岁，右小腿肿物2年余，质硬，无压痛及波动感。超声检查见图4-6-1至图4-6-3。

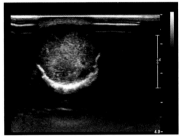
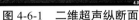
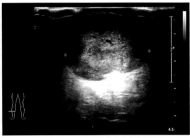
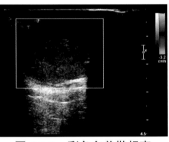

图4-6-1　二维超声纵断面　　图4-6-2　二维超声横断面　　图4-6-3　彩色多普勒超声

超声表现：右小腿皮下软组织深层（跨越多个软组织层次）实性肿物，大小约3.0 cm×3.1 cm×2.7 cm，边界清晰，形态规则，内部回声欠均匀，可见小无回声囊性变区及纤细线性强回声结构，肿物后方回声增强，深方边缘可见带状骨性强回声，彩色多普勒可见少量血流信号。

病理图片（图4-6-4）：

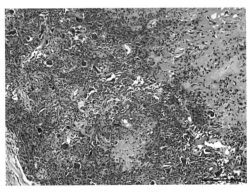

病理结果：（右小腿）结合免疫组化考虑为低度恶性潜能的软组织巨细胞瘤，切缘及基底均为（－）（HE，×10）

图4-6-4　病理组织图

免疫组化：Ki-67(约20%+)，CK-pan(灶性＋)，S-100(灶性＋)，CD68(＋)，P63(部分＋)，CD163（灶性＋），HMB45（－），SMA（－），CD34（血管＋），SATB-2（＋）。

病例二

病史：患者，女性，29岁，左小腿上端外侧疼痛，触诊疼痛，走路时加剧，质硬，无波动感，皮肤表面无红肿及破溃。超声检查见图4-6-5至图4-6-7。

超声特征：左侧胫骨平台外侧区可见低回声团，测值约4.5 cm×2.9 cm，边界尚清，边缘形态不规整，局部边缘可见小锯齿状骨性强回声分布，彩色多普勒内可见丰富血流信号，其动脉性血流流速约 38 cm/s，阻力指数 0.75。

病理图片（图 4-6-8）：

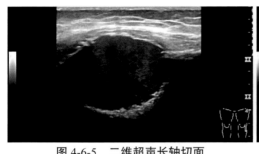

图 4-6-5　二维超声长轴切面

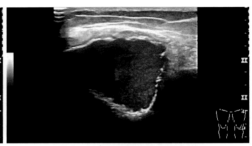

图 4-6-6　二维超声短轴切面

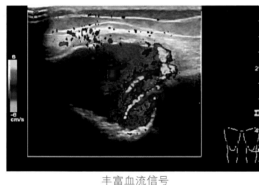

丰富血流信号

图 4-6-7　彩色多普勒超声

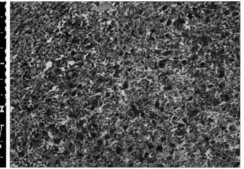

病理结果：（左胫骨）骨巨细胞瘤（HE，×10）

图 4-6-8　病理组织图

小结：

软组织巨细胞瘤（giant cell tumor of soft tissue，GCT-ST）是一种原发于软组织的一种巨细胞肿瘤，属于中间性（偶有转移性）肿瘤，在临床上、组织学上与发生于骨内的巨细胞瘤相同。本病以中年人多见，常见于上肢和下肢，其次躯干和头部，多以无痛性缓慢生长的肿块就诊。

病理：大体边界清晰，质实，内可有囊性变，周围常有骨化带（如病例二），镜下呈多结节状，结节之间为厚薄不均的纤维结缔组织间隔，结节由单核细胞和破骨样多核巨细胞组成。

影像学：文献报道多以放射学影像报道为主，MR 表现可见多发囊性变、T_2WI 见多发低信号纤维间隔（与病理上纤维结缔组织间隔相关）、T_1 强化呈网格状、T_2 强化肿物见完整包膜（且包膜强化）；因软组织巨细胞瘤较为少见，本节增加一骨来源巨细胞瘤，超声一般表现为边界多较清晰、形态较规则、可伴小无回声囊变区、肿物边缘可伴有强回声骨化带、彩色多普勒可见血流信号较丰富。

其主要与肉瘤相鉴别，肉瘤一般生长较快，边界不清，形态不规则，内部回声不均匀，彩色多普勒可见较丰富血流信号。

预后：手术切除可部分复发。

（魏玺 刘勋）

第七节 神经鞘黏液瘤样纤维组织细胞瘤

病史：患者，女性，58 岁，左大腿肿物 4 月余，肿物质韧，局部无压痛，周围无红肿，无波动感，左下肢肌力正常，下肢感觉正常，足背动脉搏动正常，足趾活动感觉良好。超声检查见图 4-7-1 至图 4-7-3。

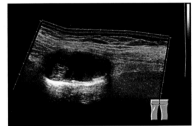 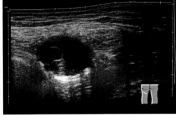 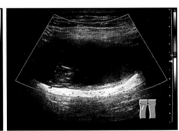

图 4-7-1　二维超声纵断面宽景成像　　图 4-7-2　二维超声短轴切面　　图 4-7-3　彩色多普勒超声

超声特征：左大腿股二头肌深方囊实性肿物，大小约 6.1 cm×4.3 cm×3.2 cm，边界清晰，形态尚规则，可见包膜，内部多以不纯囊性区为主，伴纤维样网格组织结构，团块与坐骨神经联系紧密，彩色多普勒团块内部无明显血流信号。

MRI 见图 4-7-4 至图 4-7-6。

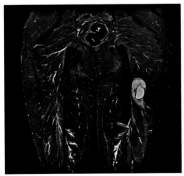 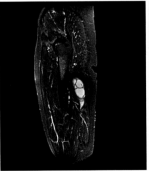 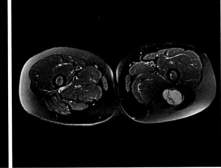

图 4-7-4　MRI 冠状面　　　　图 4-7-5　MRI 矢状面　　　　图 4-7-6　MRI 横断面

MRI 所见：左大腿上部坐骨神经外侧缘椭圆形等 T_1、长 T_2 肿块影，大小约 5.3 cm×4.3 cm×3.4 cm，边界清晰，内伴多发纤曲低信号条索影。

术中：肿物包膜完整，界线清楚，蒂部起始于坐骨神经鞘，切除肿瘤后见包膜完整送病理。

病理图片（图 4-7-7）：

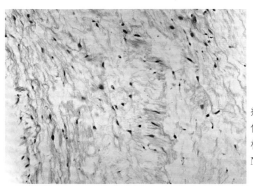

病理结果：富于黏液的软组织肿瘤伴囊性变；比较符合神经鞘黏液瘤样纤维组织细胞瘤（neurothekeoma，NTK）（HE，×20）

图 4-7-7　病理组织图

免疫组化：Vimentin（＋），CD34（＋），CD68（＋），S-100（个别＋），CD56（－），CD57 散在（散在＋），Ki-67（＜1%＋）。

小结：

Neurothekeoma 由 Gallager 和 Helwig 于 1980 年首先报道，当时作者认为其是一种良性神经源性肿瘤，起自施万细胞，在过去的文献中 NTK 被翻译为"神经鞘黏液瘤"，其免疫组化表达 S-100 阳性，但是越来越多文献证实 NTK 组织形态接近于纤维组织细胞瘤，不具有施万细胞分化功能，NTK 应该被翻译成"神经鞘黏液瘤样纤维组织细胞瘤"，但应与真正的神经鞘黏液瘤（nerve sheath myxoma，NSM）区分开来。NTK 目前国内文献报道罕见，根据国外文献，该病发病年龄在 20 个月到 85 岁，好发部位为头部（32%）、四肢（30%）、躯干（25%），病程 2 周到 10 年不等，多以无痛性肿块就诊，在临床上常被误诊为各种良恶性肿瘤。

病理：肿瘤多发生于真皮层，很少累及深部软组织，镜下呈多个结节状或丛状，结节间由致密的玻璃样变胶原纤维所分隔，小结节内或间质内均可见不同程度黏液样变性。

超声：发生于真皮层者超声并无特征性表现，位于深部软组织者主要与神经源性肿瘤相鉴别，笔者认为二者相同点为边界均清晰、形态均规则、包膜均可见、均起自粗大神经干（可具有"鼠尾征"现象），不同之处为神经鞘瘤内无黏液成分，其内伴囊性变时透声度较好，NTK 富含黏液，其囊性变时透声度较差。

预后：良性肿瘤，手术切除很少复发。

（刘勋）

第五章

血管周细胞肿瘤

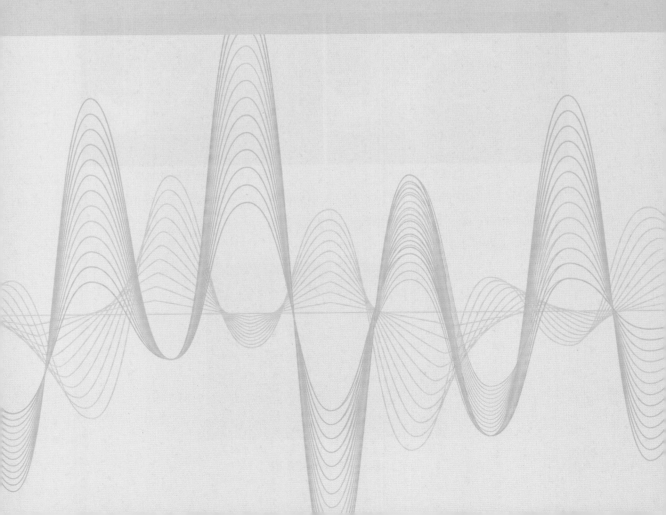

血管周细胞是一种沿毛细血管和小血管分布的平滑肌样细胞，包括周皮细胞和血管球细胞，周皮细胞内含有肌动蛋白和肌钙蛋白，有收缩功能，可以调节毛细血管管径及通透性，血管球细胞位于小血管动静脉吻合处周围，是一种变异的平滑肌细胞，以甲下、指趾侧面和掌部多见，对温度比较敏感。

在过去血管周细胞肿瘤包括血管球瘤、鼻道血管外皮瘤、肌周细胞瘤，后来发现血管平滑肌瘤和肌纤维瘤在形态上与生物学行为上与肌周细胞瘤比较相似，故 WHO 将二者划分为血管周细胞肿瘤。

本章节仅对血管球瘤、血管平滑肌瘤进行阐述。

● 第一节　血管球瘤

📷 病例一

病史：患者，女性，48 岁，左手中指甲下疼痛，对温度变化较敏感。超声检查见图 5-1-1，图 5-1-2。

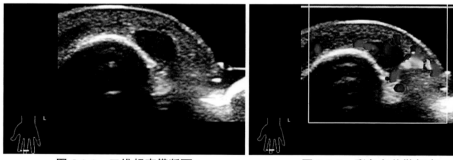

| 图 5-1-1　二维超声横断面 | 图 5-1-2　彩色多普勒超声 |

超声特征：左手中指甲下实性结节，大小约 0.46 cm × 0.21 cm，边界清晰，形态规则，内部回声均匀，彩色多普勒可见较丰富血流信号。

病理图片（图 5-1-3）：

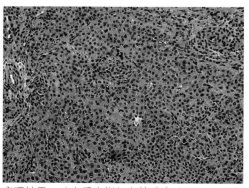

病理结果：（左手中指）血管球瘤（HE，×20）

图 5-1-3　病理组织图

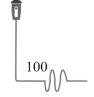

免疫组化：SMA（＋），Vimentin（＋），Desmin（大部分＋），CK（－），Ki-67（＜1%＋）。

🏥 病例二

病史：患者，女性，50岁，右手示指甲下疼痛，近日加剧。超声检查见图5-1-4，图5-1-5。

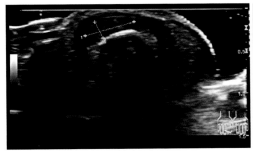
18 MHz 靴形探头
图 5-1-4　二维超声

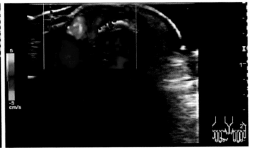
18 MHz 靴形探头
图 5-1-5　彩色多普勒超声

超声特征：右手示指甲下实性结节，大小约 0.54 cm × 0.21 cm，边界清晰，形态规则，内部回声均匀，彩色多普勒可见较丰富血流信号。

病理图片（图5-1-6）：

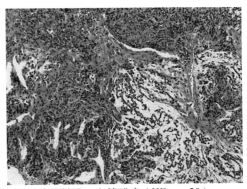
病理结果：血管球瘤（HE，×20）
图 5-1-6　病理组织图

免疫组化：SMA（＋），CD34（部分＋），Ki-67（热点区 3%＋）。

小结：

血管球瘤（glomus tumor，GT）是一种源自血管球细胞的良性间质性肿瘤，在临床上比较少见，好发于甲下、指（趾）侧面及掌部，大多为单发，一般对温度变化比较敏感，部分病例可以侵蚀骨质，它与皮肤血管平滑肌瘤、血管脂肪瘤、创伤性神经瘤及皮肤汗腺螺旋管瘤并称五大痛性结节。

病理：软组织血管球瘤一般体积偏小，有假包膜，镜下主要为血管球细胞围绕大小不等的血管构成，部分瘤细胞可向梭形的平滑肌细胞分化。

　　超声：对于甲下、指（趾）侧面及手掌部皮下痛性结节诊断相对较容易，一般表现为低回声、边界清晰或不清晰（有时因探头频率问题无法分辨其边界）、形态规则、彩色多普勒可见较丰富血流信号，有时虽无结节样结构，但可见局部血管丰富区，此时也可以提示血管球瘤。其鉴别诊断与位置相关，位于甲下者一般诊断特异性较高，主要与恶性肿瘤相鉴别，位于甲外者须与血管瘤和恶性肿瘤相鉴别，有时鉴别具有一定困难。

　　预后：一般切除即可，但临床上复发病例较多。

（刘勋　郑洁）

第二节　血管平滑肌瘤

病例一

病史：患者，女性，31 岁，耳前皮下肿物，有压痛，无波动感。超声检查见图 5-2-1，图 5-2-2。

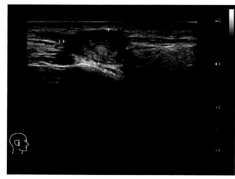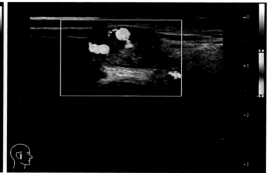

图 5-2-1　二维超声　　　　　图 5-2-2　彩色多普勒超声

超声特征：右耳前皮下实性结节，大小约 1.4 cm × 1.0 cm × 0.8 cm，边界清晰，形态规则，内部回声欠均匀，后方回声增强，彩色多普勒可见较丰富血流信号。

病理图片（图 5-2-3）：

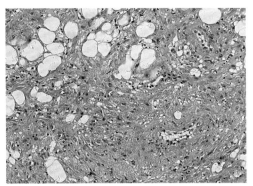

病理结果：（右耳前）结合免疫组化染色符合血管平滑肌瘤，其内含少
量成熟脂肪组织（HE，×20）

图 5-2-3 病理组织图

免疫组化：CD31（血管 +），SMA（+），HMB45（–），Melan-A（–），Ki-67
（index 2% +）。

病例二

病史：患者，女性，26 岁，左踝部肿物，有压痛，无波动感。超声检查见图 5-2-4，
图 5-2-5。

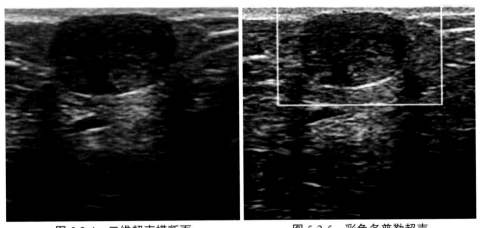

图 5-2-4 二维超声横断面   **图 5-2-5 彩色多普勒超声**

超声特征：左踝部皮下脂肪层实性结节，呈低回声，大小约 1.3 cm × 1.0 cm ×
0.8 cm，边界清晰，形态规则，内部回声欠均匀，伴侧方声影，后方回声增强，彩色多
普勒未见明显血流信号。

病理图片（图 5-2-6）：

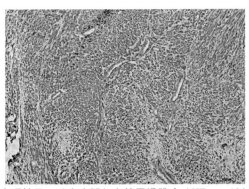

病理结果：（左小腿）血管平滑肌瘤（HE，×10）

图 5-2-6　病理组织图

免疫组化：SMA（+），Ki-67（＜1%+）。

小结：

血管平滑肌瘤（angioleiomyoma）是一种可以发生在全身各处的良性软组织肿瘤，由成熟的平滑肌和血管组成，多见于女性，常发生在四肢，尤其是下肢、踝和手腕处，可多发或单发，常有触痛或压痛，有学者认为其病因可能与创伤有关，女性常见可能与雌激素水平紊乱有关。

病理：肿瘤一般位于皮下或真皮深层，边界清楚，常有包膜，质地坚韧，一般直径＜2.0 cm，镜下分3型：①实性型，多见于下肢，平滑肌束紧密排列，血管数量较多；②静脉型，多见于头颈部，平滑肌束呈套袖样围绕血管生长；③海绵型，由扩张的血管和少量的平滑肌组成，多见于上肢。三者可单独存在，亦可混合组成，肿瘤内可出现黏液样变及钙化。

超声：血管平滑肌瘤多见于中年女性，表现为皮下单发实质性结节，体积较小，形态规则，有包膜，边界清晰，多呈低回声，后方回声增强，少数伴有钙化或液化，结节内血流信号有或无，具有一定的特征性，结合其生长缓慢、多有疼痛感可以进行超声提示。其主要须与血管瘤、血管球瘤、浅表神经源性肿瘤、皮脂腺囊肿等相鉴别。

预后：手术切除，一般很少复发。

（刘勋　郑洁）

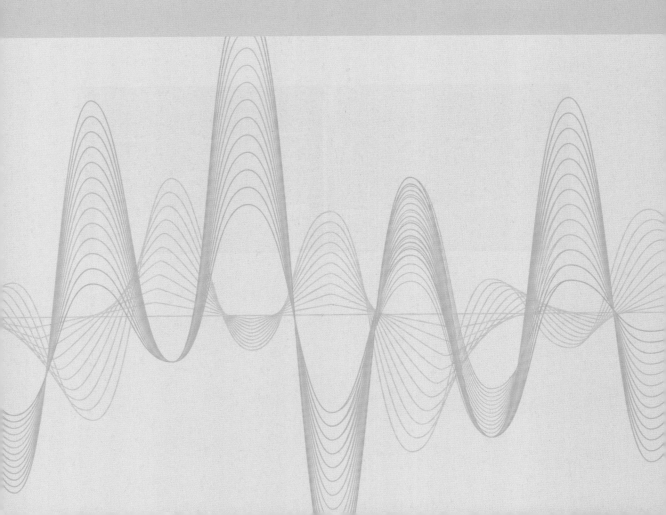

第六章

平滑肌肿瘤

平滑肌组织来源于中胚层的间充质细胞，由平滑肌纤维和肌纤维之间少量的结缔组织组成，最常见于子宫、胃肠道、膀胱和皮肤，极少数发生于软组织内，平滑肌受自主神经支配，属于不随意肌。

平滑肌肿瘤包括平滑肌错构瘤、平滑肌瘤、平滑肌肉瘤。

平滑肌错构瘤发生于皮肤和乳腺内；平滑肌瘤的分布与人体内正常平滑肌组织的分布基本一致，大部发生于女性生殖道，特别是子宫，部分平滑肌瘤发生于皮肤内，而发生于腹腔、盆腔及深部软组织者极少见；平滑肌肉瘤占软组织肉瘤的 5% ~ 10%，好发于成年人。

因其独特的组织来源及软组织平滑肌瘤的发生率较低，本章主要介绍软组织皮肤平滑肌瘤、平滑肌肉瘤，而平滑肌错构瘤因其常发生于皮肤及乳腺，在此先不做进一步阐述。

第一节　浅表平滑肌瘤

病例一

病史：患者，女性，50 岁，右大腿后方皮下肿物，质地较实，压痛轻微。超声检查见图 6-1-1，图 6-1-2。

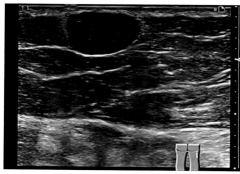
图 6-1-1　二维超声长轴切面

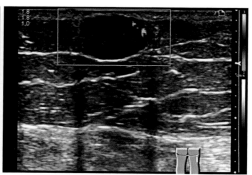
图 6-1-2　彩色多普勒超声

超声特征：皮下实性肿物，呈低回声，内部结构较致密，回声欠均匀，边界清晰，形态规则，后方回声无变化，结节浅缘紧邻真皮层，彩色多普勒可见少量血流信号。

病理图片（图 6-1-3）：

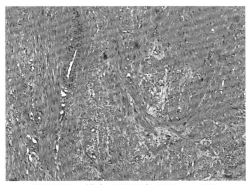

病理结果：符合平滑肌瘤（HE，×10）

图 6-1-3　病理组织图

📖 **病例二** ▪▪▪

病史：患者，女性，25 岁，左踝皮下结节，质地较实，有轻微压痛。超声检查见图 6-1-4，图 6-1-5。

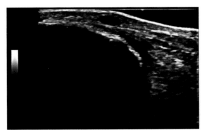

图 6-1-4　二维超声长轴切面

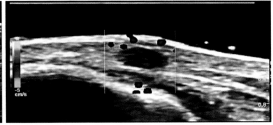

图 6-1-5　彩色多普勒超声

超声特征：皮下浅层实性结节，呈低回声，内部回声致密欠均匀，边界清晰，形态较规则，结节浅层大部分位于真皮，彩色多普勒未见明显血流信号。

病理图片（图 6-1-6）：

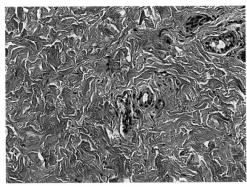

病理结果：（左踝部肿物）梭形细胞肿瘤，结合免疫组化染色符合平滑肌瘤（HE，×10）

图 6-1-6　病理组织图

免疫组化：SMA（+），S-100（−），CK（−），Ki-67（< 1%+）。

小结：

皮肤平滑肌瘤（leiomyoma of skin）相对少见，多发生于真皮及皮下，成年人常见，生长缓慢，可分为束毛肌平滑肌瘤、外生殖区平滑肌瘤和血管平滑肌瘤，三者均可伴有疼痛，因血管平滑肌瘤在组织学上及生物学行为上与肌周细胞肿瘤有延续性，故纳入血管周细胞肿瘤。

病理：肿瘤形态规则，边界清晰，可有包膜，质地较实，镜下见瘤细胞呈梭形，比正常平滑肌细胞增大。

此类疾病超声报道少见，依据病理表现结合本次病例，超声表现为肿物边界清晰、形态规则、呈低回声、回声较均匀、肿物浅方邻近真皮层（表现其病变来源可能）、无血流信号或少量血流信号。

预后：良性肿瘤，切除一般不复发。

（刘勋　陈敬一）

第二节　深部软组织平滑肌瘤

病史：患者，男性，65岁，左上臂肿物，质硬，无压痛及波动感。超声检查见图6-2-1至图6-2-3。

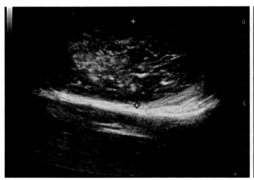

凸阵探头

图6-2-1　二维超声长轴切面

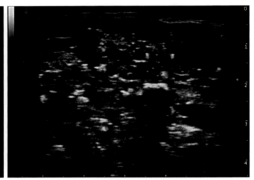

高频探头

图6-2-2　二维超声肿物局部

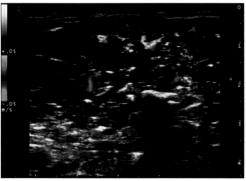

图6-2-3　彩色多普勒超声

超声特征：左上臂肌层内不均质回声肿物，范围约 3.0 cm × 8.0 cm × 5.9 cm，边界清晰，形态欠规则，内部回声不均匀，结构较为复杂，可见簇状及短条状强回声，彩色多普勒可见较丰富血流信号。

肿物 MRI 见图 6-2-4。

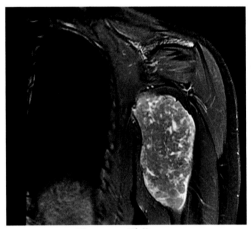

图 6-2-4 肿物 MRI

病理图片（图 6-2-5）：

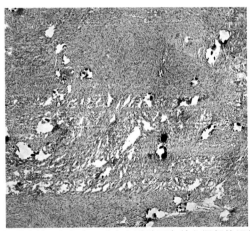

病理结果：手术大体有包膜，切面实性、灰红色；（左上臂腋下包块）深部软组织平滑肌瘤（恶性潜能未定），建议临床密切随访并定期复查（HE，×4）

图 6-2-5 病理组织图

免疫组化：β-Catenin（＋），CD34（灶＋），SMA（＋），S-100（－），EMA（－），CK（－），Ki-67（＜5%＋），CD99（灶＋），VIM（＋），Bcl-2（灶＋），Desmin（＋），Myo-D1（弱＋）。

小结：

深部软组织平滑肌瘤（leiomyoma of deep soft tissue）是一种发生于深部软组织的平滑肌瘤，很少见，迄今为止文献报道的病例很少，可分2种类型，一种是躯体深部软组织平滑肌瘤，另一种是盆腔腹膜后/腹腔平滑肌瘤，本节主要介绍前者，肿瘤多位于肢体，位置较深，关于其起源，学者意见不统一，有人认为是起源于未分化的间充质细胞，亦有人认为是起源于血管的平滑肌细胞。

病理：肿瘤边界清晰，有包膜，伴有钙化，镜下见交织排列的束状平滑肌样细胞，可伴有较多钙化，这与该病例表现基本一致。

影像学：目前国内关于深部软组织平滑肌瘤的报道几乎未见，依据病理学表现结合本病例，超声表现为边界清晰，形态较规则，可见包膜，内部呈现强回声、高回声、低回声混杂，且强回声弥漫分布，肿物未对周边造成侵犯，彩色多普勒可见较丰富血流信号。

鉴别诊断：该病例具有一定特异性，深部软组织内具有完整形态、包膜、多发钙化和较丰富血流信号者几乎少见，主要与肉瘤、肌间血管瘤等相鉴别，肉瘤与肌间血管瘤都属于浸润性生长，不具有完整包膜及边界。

预后：良性肿瘤，手术切除即可，复发者少见。

（徐世亮　刘勋）

第三节　平滑肌肉瘤

病例一

病史：患者，男性，49岁，左上臂肿物，质地较实，无波动感。超声检查见图6-3-1至图6-3-3。

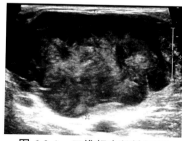
图 6-3-1　二维超声长轴切面

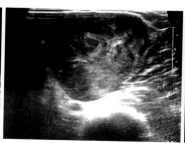
图 6-3-2　二维超声短轴切面

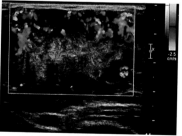
图 6-3-3　彩色多普勒超声

超声特征：皮下较大实性肿物，呈中等偏低回声，范围约6.1 cm×4.0 cm×3.6 cm，边界清晰，形态不规则，周边呈浸润状态，结构较致密，但回声不均匀，肿物侵犯肌层，彩色多普勒可见较丰富血流信号。

病理图片（图 6-3-4）：

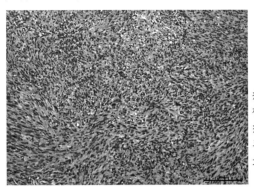

病理结果：（左上臂肿物）梭形细胞高级别软组织肉瘤，结合免疫组化支持为平滑肌肉瘤，切缘及基底均（－）（HE，×10）

图 6-3-4　病理组织图

免 疫 组 化：SMA（＋），Desmin（＋），Ki-67（40%＋），S-100（－），CD34（－），Caldemon（＋）。

📖 病例二

病史：患者，女性，37 岁，右中上腹肿物，无压痛及波动感。超声检查见图 6-3-5 至图 6-3-7。

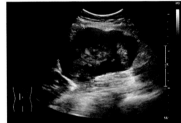 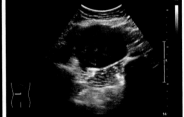 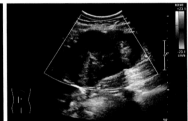

图 6-3-5　二维超声长轴切面　　**图 6-3-6　二维超声短轴切面**　　**图 6-3-7　彩色多普勒超声**

超声特征：腹膜后较大实性肿物，呈低回声，范围约 11.2 cm × 7.2 cm × 7.2 cm，边界清晰，但形态不规则，结构较致密，回声不均匀，肿物侵犯腹膜后肌肉，彩色多普勒未见明显血流信号。

病理图片（图 6-3-8）：

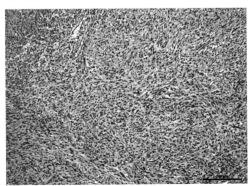

病理结果：（腹膜后）梭形细胞肿瘤，核分裂数约 10 个/HPFs，结合形态及免疫组化结果，为平滑肌肉瘤（HE，×10）

图 6-3-8　病理组织图

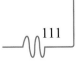

免疫组化：SMA（+），Desmin（+），CD117（–），Dog-1（–），CD34（–），S-100（–），Ki-67（热点区约40%+）。

病例三

病史：患者，女性，65岁，右小腿肿物，质硬，有酸痛感，无波动感。超声检查见图6-3-9至图6-3-11。

超声特征：右小腿肌层软组织内实性肿物，呈中等偏低回声，范围约11.3 cm×7.1 cm×4.4 cm，边界清晰，形态尚规则，内部回声不均匀，肿物较大挤压脂肪组织及肌肉组织，致其分界不清，彩色多普勒可见少量血流信号。

病理图片（图6-3-12）：

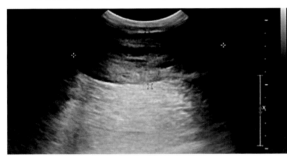

3～5 MHz 凸阵探头
图6-3-9　二维超声长轴切面

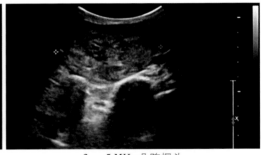

3～5 MHz 凸阵探头
图6-3-10　二维超声短轴切面

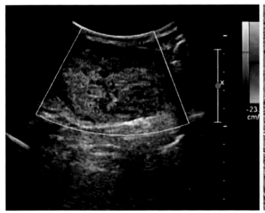

少量血流信号
图6-3-11　彩色多普勒超声成像

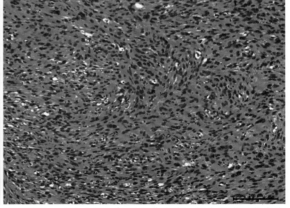

病理结果：（右小腿）梭形细胞肉瘤，结合免疫组化考虑平滑肌肉瘤，切缘及基底（–）（HE，×20）
图6-3-12　病理组织图

免疫组化：Ki-67（60%+），SMA（弱+），Desmin（–），Myogenin（–），CD99（灶+），CD34（–），CD31（–），ERG（–），SATA-6（–），Bcl-2（灶+），CK-pan（–）（HE，×20）。

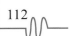

小结：

平滑肌肉瘤（leiomyosarcoma）是一种梭形细胞恶性肿瘤，好发于子宫和胃肠道，而发生于软组织者少见，占软组织肉瘤的 1/10，中老年常见，女性多见，发生于软组织者多见于四肢、腹膜后及大血管内。

软组织平滑肌肉瘤按发生部位可分为深部软组织平滑肌肉瘤、浅表平滑肌肉瘤、血管源性平滑肌肉瘤；深部软组织肉瘤多见于腹膜后及四肢，浅表平滑肌肉瘤发生于真皮或皮下组织，多见于四肢和躯干，血管源性平滑肌肉瘤多见于较大静脉血管，如腔静脉、隐静脉、髂静脉和股静脉等。

超声：躯体软组织内平滑肌肉瘤文献较少，本次病例阐述均为躯体深部软组织平滑肌肉瘤，超声表现为皮下软组织内较大实性肿物、边界多较清晰、形态规则或不规则、结构多致密、彩色多普勒可见丰富或不丰富血流信号。超声对于这类肿瘤不具有特异性，但诊断肿物为恶性的敏感性较高，并可进行准确定位及观察周围组织是否被侵犯等，其主要与韧带样纤维瘤病、肌内黏液瘤等相鉴别。据文献报道血管源性平滑肌肉瘤多表现为血管内的实性低回声，回声不均匀，可见蜂窝状无回声区，彩色多普勒可见血流信号较丰富，主要与静脉血栓相鉴别。

预后：手术切除为首选，肿瘤的复发和转移与肿瘤体积和部位深浅有关。

（魏玺　刘勋　冯一星）

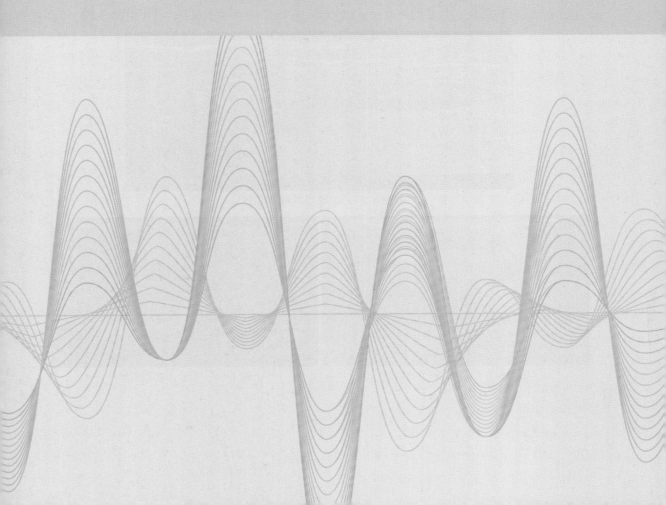

第七章

横纹肌肿瘤

人体的肌组织根据结构和功能特点分为横纹肌和平滑肌，横纹肌根据所在位置又分为骨骼肌和心肌，骨骼肌收缩受意识支配，称为随意肌，心肌和平滑肌收缩不受意识支配，称为不随意肌，不随意肌收缩持久、缓慢，不易疲劳。

　　人体骨骼肌约 600 块，约占体重 40%，本节只针对骨骼肌进行讨论。

　　横纹肌起源于胚胎期中胚层的间充质细胞，于胚胎第 11～15 周发育为成熟的肌纤维。横纹肌肿瘤的瘤细胞在形态上大致重演了横纹肌细胞发育过程的不同分化阶段，将这些不同分化阶段的横纹肌细胞称为横纹肌母细胞。

　　本组疾病具有不同于其他软组织疾病的一大特点：在其他软组织肿瘤中一般良性病变发生率远高于恶性病变，但横纹肌肿瘤例外，良性横纹肌瘤发病率远低于横纹肌肉瘤，比例约 1 ∶ 99，正是因良性横纹肌瘤发生率低，且容易发生在心脏及头颈，本章只对骨骼肌发生的横纹肌肉瘤进行叙述。

📠 病例一

　　病史：患儿，女，4 岁，右小腿横纹肌肉瘤 2 年，结束治疗半年，发现肿瘤复发 1 周，边界尚清，压痛阴性，大小约 9.4 cm×3.9 cm×1.1 cm。超声检查见图 7-1-1 至图 7-1-3。

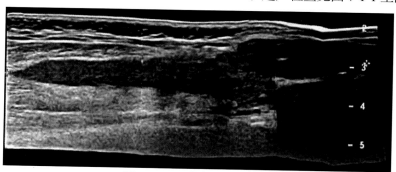

图 7-1-1　二维超声长轴切面

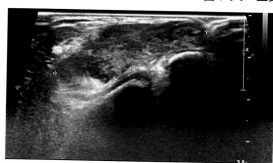

图 7-1-2　二维超声短轴切面

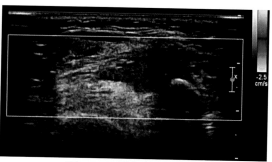

图 7-1-3　彩色多普勒超声

超声特征：右小腿胫骨后肌与拇长屈肌间隙区实性肿物，呈低回声，范围约 9.4 cm×3.9 cm×1.1 cm，边界欠清，形态不规则，内部回声不均匀，包绕腓动脉，彩色多普勒可见散在少量血流信号。

病理图片（图 7-1-4）：

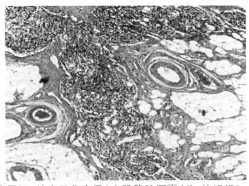

病理结果：（右小腿横纹肌肉瘤局切、放疗及化疗后）右股静脉深面 1/1，软组织（＋）；右腹股沟 0/11，软组织（＋）；右髂脉管旁软组织（－）（HE，×10）

图 7-1-4　病理组织图

免疫组化：Ki-67（60%＋），CD56（＋），Desmin（＋），CD99（－），Myogenin（＋），INI-1（弱＋）。

病例二

病史：患者，男性，51 岁，右大腿后侧肿物，近 2 个月快速长大，伴胀痛不适，大小约 15.6 cm×11.0 cm×9.4 cm。超声检查见图 7-1-5 至图 7-1-7。

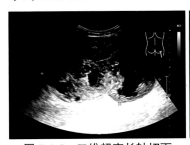 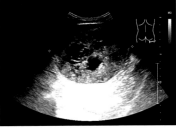 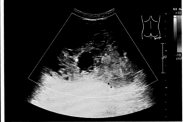

图 7-1-5　二维超声长轴切面　　图 7-1-6　二维超声短轴切面　　图 7-1-7　彩色多普勒超声

超声特征：右大腿背侧肌层内实性肿物，呈不均质回声（囊实性），范围约 15.6 cm×11.0 cm×9.4 cm，边界尚清，形态尚规则，内回声不均匀，可见多发液性无回声区，彩色多普勒可见点状血流信号。

病理图片（图 7-1-8）：

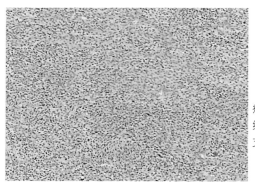

病理结果：（右大腿）高级别软组织肉瘤，形态学结合免疫组化支持为梭形细胞型横纹肌肉瘤（HE，×10）

图 7-1-8　病理组织图

免疫组化：EMA（－），Vim（＋），Ki-67（60%＋），SMA（－），Desmin（＋），S-100（－），CD34（－），CD99（－），Bcl-2（－），TLE1（－），Myogenin（部分＋），Myo-D1（＋），CD117（－）。

病例三

病史：患儿，女，2岁，发现右腰背部肿物近2周，压痛阴性，大小约3.7 cm×2.6 cm×1.7 cm。超声检查见图 7-1-9 至图 7-1-11。

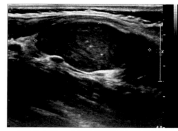 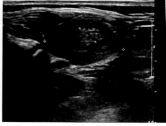 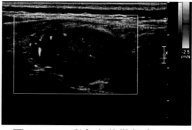

图 7-1-9　二维超声长轴切面　　**图 7-1-10　二维超声短轴切面**　　**图 7-1-11　彩色多普勒超声**

超声特征：右侧腰背部肌层内内实性肿物，呈低回声，范围3.7 cm×2.6 cm×1.7 cm，边界清晰，形态尚规则，内部回声不均匀，内可见点状强回声钙化，彩色多普勒可见点线状血流信号。

病理图片（图 7-1-12）：

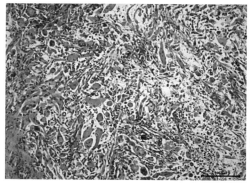

病理结果：（右腰背部肿物）胚胎性横纹肌肉瘤（HE，×10）

图 7-1-12　病理组织图

免疫组化：Desmin（＋），Myogenin（＋），Myo-D1（＋），Ki-67（70%＋）。

病例四

病史：患儿，男，11岁，发现右面颊部肿物3月余，压痛阴性，大小约1.7 cm×1.5 cm×1.0 cm。超声检查见图7-1-13至图7-1-15。

超声特征：右侧面部肌层内实性肿物，呈低回声，范围约1.7 cm×1.5 cm×1.0 cm边界尚清，形态尚规则，内部回声不均匀，彩色多普勒可见少量血流信号。

病理图片（图7-1-16）：

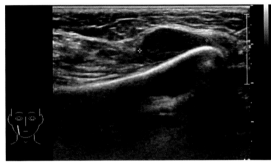

图7-1-13　二维超声长轴切面

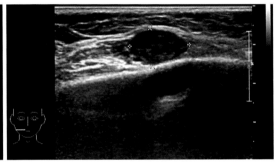

图7-1-14　二维超声短轴切面

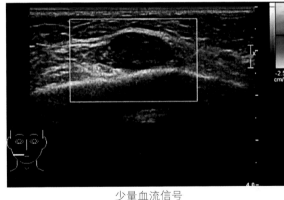

少量血流信号

图7-1-15　彩色多普勒超声

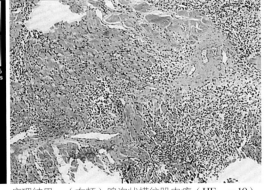

病理结果：（右颊）腺泡状横纹肌肉瘤（HE，×10）

图7-1-16　病理组织图

免疫组化：Desmin（＋），SMA（－），Myogenin（＋），Myo-D1（＋），Ki-67（70%＋），CD34（－），CD99（＋），CK-pan（－），Bcl-2（部分＋）。

小结：

横纹肌肉瘤是一类显示骨骼肌分化的原始间叶恶性肿瘤，常见于15岁以下婴幼儿和儿童，亦可见于青年人，少见于45岁以上成年人，好发于头颈部、躯干和四肢。2020版WHO分类将其分为4个亚型，包括胚胎型横纹肌肉瘤、腺泡状横纹肌肉瘤、多形性横纹肌肉瘤和梭形细胞/硬化性横纹肌肉瘤。

病理：分型较多，大体形态各异，镜下表现均可见不同分化程度的横纹肌母细胞。

超声：横纹肌肉瘤肿块通常体积较大，位置较深，多表现为实性低回声、边界清晰、形态不定、彩色多普勒可见较丰富血流信号，但超声缺乏特异性，不同病理亚型之间的超声表现差异不同，最终确诊需病理检查。其主要与血肿、肌层内神经源性肿瘤、肌内黏液瘤、肌内结节性筋膜炎等相鉴别。

预后：横纹肌肉瘤是一类恶性程度较高的肿瘤，其预后与病理类型、病变位置及影像学表现密切相关。

（张晟　魏玺　冯一星）

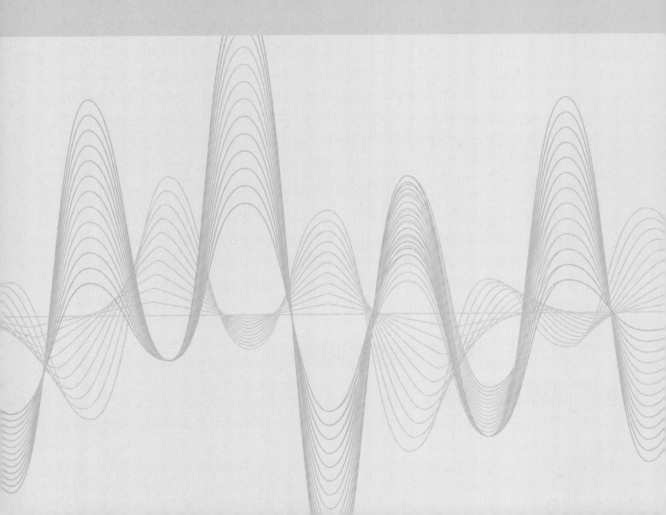

第八章

脉管系统

人体的脉管系统主要由血管系统和淋巴管系统组成。血管系统包括动脉、静脉及连接动静脉的毛细血管网，淋巴管系统包括毛细淋巴管、淋巴管和淋巴导管。

脉管系统病变是软组织病变中相对最为复杂的病变，约占软组织肿瘤的 1/10，与其他肿瘤相比，脉管系统病变多好发于婴幼儿，其中良性者约占 70%，最多见于皮肤，良性病变是脉管畸形、真性肿瘤还是反应性增生在病理上有时很难判断，而且脉管系统病变经常会出现在各种临床综合征中，比如 Maffucci 综合征出现的海绵状血管瘤。

国际血管瘤和脉管畸形研究学会（international society for the study of vascular anomalies，ISSVA）于 2018 年对该系统进行修订，根据细胞学特性和临床行为的生物学将血管源性病变分为血管瘤和脉管畸形两大类。真正的血管瘤主要是以内皮细胞增生和大量新生血管形成为主，除血管瘤以外的其他类型属于脉管畸形，其内皮细胞属于正常内皮细胞。

脉管系统病变复杂多变，一个肿瘤中可含有多种血管结构及血管病变，且脉管畸形与真性肿瘤可以交叉存在，超声影像学可以提供必要的辅助，但需正视超声检查在这类疾病的局限性，比如说只有皮肤颜色改变的血管瘤几乎没有实质性结构，依照超声目前的分辨率很难达到很好的效果。本章作为软组织超声诊断的一部分对脉管源性疾病的阐述很难具体且全面，故本章主要针对相对常见且超声容易显示的肿瘤及瘤样病变进行阐述，基础要求及技术要点有：①浅表和深部血管瘤应选择合适的探头频率，必要时增加充填透声装置以在尽可能情况下显示清楚结节内具体结构纹理，比如是网格状还是密集点状；②对于该类疾病的彩色多普勒要求较高，需要熟练运用探头加压试验，且能敏锐分辨所显示血流是否为真性血流，探头加压试验时探头与皮肤之间不适合应用导声装置，否则影响血流的显示，该试验也不适用于血管扩张性畸形（内多形成血栓，无法显示血流信号）和血管肉瘤。

本章节需要明确一些病理概念：①海绵状血管瘤和动静脉血管瘤（蔓状血管瘤）并非真性肿瘤，属于血管畸形范畴；②海绵状血管瘤和静脉型血管瘤同为静脉管腔组成，但前者为薄壁静脉血管，且非真性肿瘤，后者为真性肿瘤，由厚壁静脉血管组成；③肌内血管瘤中的海绵状型是真性肿瘤，与静脉型血管瘤发生于深部软组织和海绵状血管瘤发生于深部软组织在病理学上截然不同；④脉管瘤广义上包括血管瘤和淋巴管瘤，狭义上指血管瘤和淋巴管瘤的混合；⑤脉管畸形包括血管畸形和淋巴管畸形，淋巴管瘤亦称淋巴管畸形，目前多数采用淋巴管畸形这一称谓。

第一节　超声常见血管扩张性畸形

病例一

病史：患者，女性，29 岁，左前臂皮下结节，无触痛，无波动感。超声检查见

图 8-1-1，图 8-1-2。

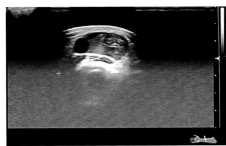
图 8-1-1　二维超声横断面

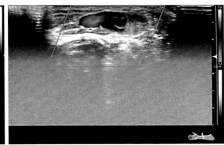
图 8-1-2　彩色多普勒整体横断面超声

　　超声特征：左前臂头静脉旁低回声结节，与静脉壁分界不清，结节边界清晰，内部回声不均匀，结构较疏松，彩色多普勒可见头静脉血流正常，且头静脉血流向低回声区外溢。

　　病理图片（图 8-1-3）：

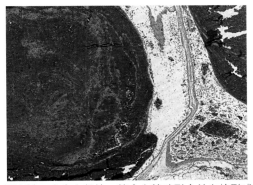

病理结果：切面囊性，内含血凝块，符合血管畸形合并血栓形成（HE，×4）

图 8-1-3　病理组织图

📋 病例二

　　病史：患者，男性，61 岁，小腿肿物，表面无颜色改变，无触痛。超声检查见图 8-1-4，图 8-1-5。

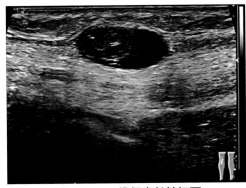
图 8-1-4　二维超声长轴切面

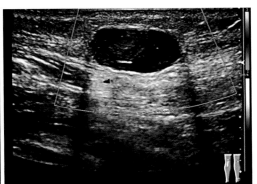
图 8-1-5　彩色多普勒超声

超声特征：皮下脂肪层结节，呈低回声，边界清晰，形态规则，似见包膜，内部回声不均匀，结节后方回声增强，彩色多普勒未见血流信号。

病理图片（图 8-1-6）：

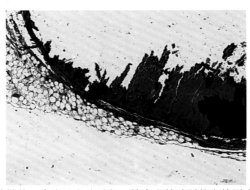

病理诊断：囊壁为血管结构，囊内见血液淤积，符合血管畸形伴血栓形成并机化（HE，×10）

图 8-1-6　病理组织图

📖 病例三

病史：患者，女性，50 岁，右手拇指肿物，无压痛。质软，无波动感，皮肤无颜色改变。超声检查见图 8-1-7 至图 8-1-9。

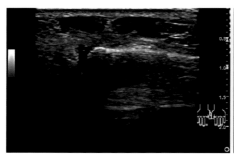
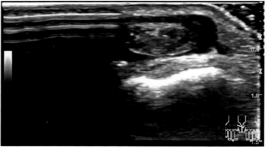

图 8-1-7　二维超声纵断面　　　　　　图 8-1-8　二维超声横断面

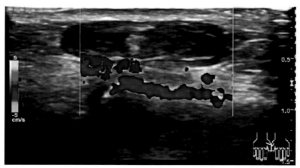

图 8-1-9　彩色多普勒超声

超声特征：皮下浅层不均质低回声，中心区大部分为实性，周边伴环绕无回声（探头轻压于肿物之上，尽量不产生压力，任何有重力外用填充物均不采用），该结节上下两端与浅静脉沟通，彩色多普勒结节内无回声区可见血流信号。

病理图片（图 8-1-10）：

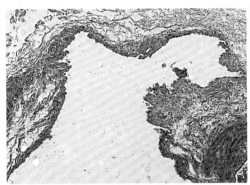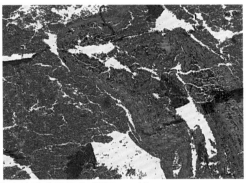

病理结果：浅静脉扩张性畸形伴血栓形成并机化（HE，×4）

图 8-1-10　病理组织图

小结：

血管畸形是脉管系统疾病的主要分类之一，包括毛细血管畸形、静脉畸形、动静脉畸形、动静脉瘘及多种血管混合畸形等，软组织出现单纯的血管畸形实际上比较少见，多是因为血管发育异常导致畸形生长，并非真性肿瘤，镜下无血管内皮细胞的增生及大量的新生血管形成，多数伴有血栓形成。

本节所介绍的血管畸形实际是属于静脉畸形的一种，在超声上一般无特异性表现，一般表现为低回声结节，边界清晰，形态多较规则，内部回声多不均匀，结节上下两端可见浅静脉血管结构与其相连，彩色多普勒结节内多因血栓形成未见血流信号。

其主要与神经源性肿瘤、皮肤附属器肿物、结节性筋膜炎等相鉴别。

预后：手术切除，一般不复发。

（陈敬一　刘勋）

第二节　动静脉畸形 / 蔓状血管瘤

病例一

病史：患者，女性，31 岁，右手掌部肿物，有压痛，质硬，无波动感。超声检查见图 8-2-1，图 8-2-2。

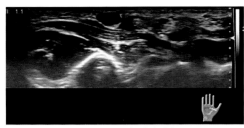

图 8-2-1 二维超声长轴切面

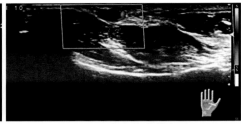

图 8-2-2 彩色多普勒超声

超声特征：皮下浅筋膜层实性结节，呈低回声，边界清晰，形态规则，内部回声均匀，彩色多普勒边缘可见血流信号向结节进入。

病理图片（图 8-2-3）：

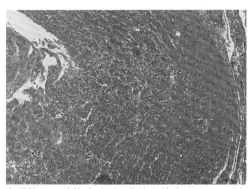

病理结果：动静脉畸形 / 蔓状血管瘤（HE，×4）

图 8-2-3 病理组织图

📷 病例二

病史：患儿，女，6 岁，左膝内侧肿物，无压痛，有轻微搏动感。超声检查见图 8-2-4，图 8-2-5。

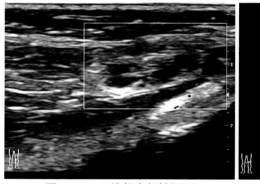

图 8-2-4 二维超声长轴切面

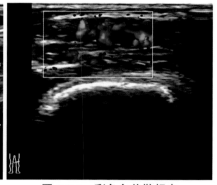

图 8-2-5 彩色多普勒超声

超声特征：膝部上方股四头肌内不均质回声结节，范围约 2.3 cm×2.1 cm×0.7 cm，边界不清，内部呈疏松网格样改变，彩色多普勒探头加压试验时可见血流信号丰富。

病理图片（图 8-2-6）：

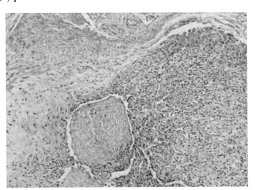

病理结果：肌间血管畸形/蔓状血管瘤（HE，×20）

图 8-2-6 病理组织图

小结：

动静脉畸形/动静脉型血管瘤是一种非肿瘤性病变，属于血管畸形的范畴，由动静脉组成，以往也称蔓状血管瘤（根据形态学分类），内部有动静脉吻合支，明显时可听到血管杂音，按发病部位可分为深部型和浅表型，深部型主要发生于儿童和青年，多见于头颈和四肢，浅表型多见于成年人，全身可见。

病理：动静脉型血管瘤组织学诊断有时比较困难，肿瘤内血管扭曲缠绕，管腔扩大，又常合并毛细血管瘤和海绵状血管瘤等真性肿瘤，瘤组织内多伴有血栓和钙化灶。

超声：浅表型一般表现为皮下低回声、边界清晰、形态规则、彩色多普勒有或无血流信号，超声并无特异性，与浅表神经源性肿物、血管平滑肌瘤比较难鉴别；深部型一般表现为肌内的多房网格状结构、边界不清、呈浸润性生长、彩色多普勒可见较丰富动静脉血流信号、可有搏动感。其主要与肉瘤相鉴别。

预后：浅表型切除复发较少；深部型多采用介入封堵术，完整切除较困难，容易复发。

（刘勋 徐巍军）

第三节 海绵状血管瘤/海绵状血管畸形

📖 病例一

病史：患儿，女，4岁，腹壁肿物，表面呈紫色，无压痛。超声检查见图 8-3-1，图 8-3-2。

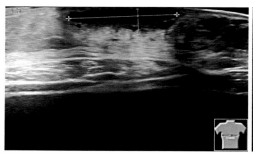

图 8-3-1　二维超声长轴切面

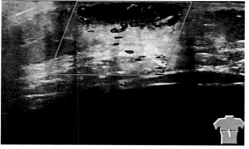

图 8-3-2　彩色多普勒超声

超声特征：腹壁皮下浅层结节，呈低回声，边界清晰，边缘形态不规则，内部结构较疏松，后方回声增强，彩色多普勒探头加压试验时可见血流信号较丰富。

病理图片（图 8-3-3）：

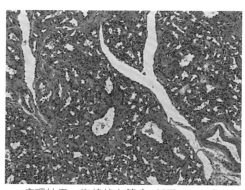

病理结果：海绵状血管瘤（HE，×10）

图 8-3-3　病理组织图

📖 **病例二** 💠💠💠

病史：患儿，男，4 岁，左大腿肿胀，剧烈活动时加剧，且伴有疼痛，无明显红肿及波动感。超声检查见图 8-3-4 至图 8-3-6。

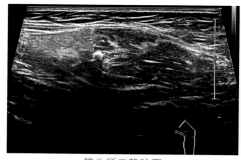

箭头所示静脉石

图 8-3-4　二维超声长轴切面

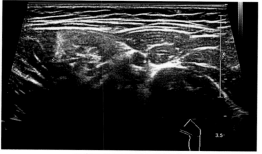

局部可显示网格状结构

图 8-3-5　二维超声短轴切面

超声特征：肌层内不均质回声团块，边界不清，形态不规则，内部回声较粗乱，局部可显示网格状结构，可见颗粒样强回声（静脉石），彩色多普勒探头加压试验时局部仍可见管状静脉血流信号。

病理图片（图8-3-7）：

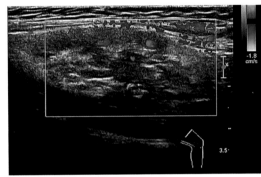

管状静脉血流信号

图8-3-6　彩色多普勒超声

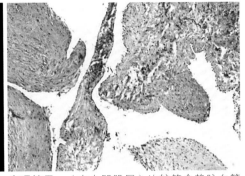

病理结果：（左大腿肌层）比较符合静脉血管畸形（HE，×10）

图8-3-7　病理组织图

免疫组化：CD31（+），CD34（+），GLUT1（−），D2-40（−），CD61（−）。

小结：

海绵状血管瘤由扩张的薄壁静脉血管组成，也可称静脉畸形，约占血管畸形的40%，常见于儿童，肿物一般比较大，无明显边界，一般不能自行消退，可分浅表型及深部型，深部型比较常见，发生于深部者又称肌间血管畸形。

病理：镜下见扩张的、管腔大小不等的、管壁厚薄不均的、充满血液的血管组成，可同时伴有毛细血管瘤，在此需要提及的是肌内血管瘤的海绵状型并不是海绵状血管瘤，在病理学上有着不同的定义，但是超声却很难区分，且临床上并无区分的必要性。

超声：浅表型比较符合一般血管瘤的表现，其回声可表现为高回声或低回声，边界不清晰，内部结构疏松，呈网格状，彩色多普勒探头加压试验时可见较丰富血流信号；深部型一般体积偏大，内部回声粗乱，可见粗细不等的静脉管腔结构，间杂高回声区，肿物边界不清，呈浸润性生长，可伴有静脉石形成，彩色多普勒探头加压试验时局部管腔内可见血流信号。

鉴别诊断：无论是浅表型还是深部型，超声有时很难与其他类型血管瘤相鉴别，特别是肌间血管畸形与肌间血管瘤非常相似，且目前认为超声无鉴别必要，主要与神经源性肿瘤、肌内黏液瘤、结节性筋膜炎、肉瘤等相鉴别。

预后：浅表型一般切除即可很少复发，深部型多因切除不净容易复发。

（刘勋　徐巍军　赵丽）

第四节　毛细血管瘤

📖 **病例一**

病史：患者，女性，42 岁，左手无名指肿物，无压痛，无波动感。超声检查见图 8-4-1，图 8-4-2。

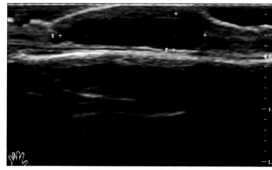

| 图 8-4-1　二维超声 | 图 8-4-2　彩色多普勒超声 |

超声特征：皮下低回声结节，边界清晰，形态欠规则，内部结构疏松，探头挤压可变形，彩色多普勒可见交错分布的粗大管状血流信号。

病理图片（图 8-4-3）：

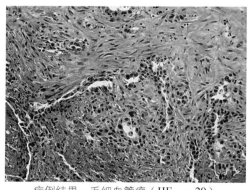

病例结果：毛细血管瘤（HE，×20）

图 8-4-3　病理组织图

📖 **病例二**

病史：患儿，女，6 岁，耳后肿物，质软，无压痛，皮肤略泛红，无波动感。超声检查见图 8-4-4，图 8-4-5。

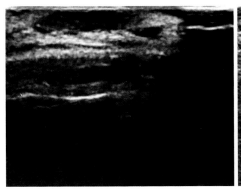

图 8-4-4　二维超声长轴切面

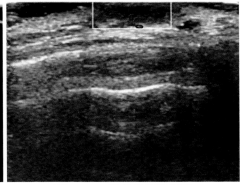

图 8-4-5　彩色多普勒超声

超声特征：皮下低回声结节，边界清晰，内部结构疏松，探头挤压可变形，彩色多普勒可见少量血流信号。

病理图片（图 8-4-6 ）：

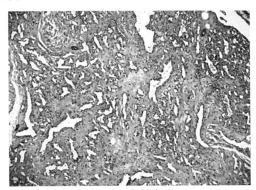

病理结果：符合毛细血管瘤（HE，×10）

图 8-4-6　病理组织图

免疫组化：CD31（+），CD34（+），GLUT1（-），D2-40（-）。

小结：

毛细血管瘤属于良性真性血管瘤，是血管瘤中最常见的类型，也是婴幼儿最常见的良性软组织肿瘤，多见于头面部，其次是躯干，肿瘤多生长于真皮内，也可侵犯皮下脂肪组织，其自然病程分为增生期、稳定期和消退期，自然消退是该类血管瘤自然病程的重要特征，但有些无法自然消退。

病理：镜下肿物无包膜，见大小不等的增生毛细血管被纤维组织分隔成小叶状。

超声检查一般表现为皮下浅层低回声，边界清晰，呈多房样，探头加压试验时血流信号较丰富，但如果结节过小、位置过浅亦可无血流信号。

预后：手术切除一般不复发。

（刘勋　徐巍军　赵丽）

第五节　化脓性肉芽肿/肉芽肿性血管瘤

📖 **病例一**

病史：患者，女性，32岁，左手掌肿物，无压痛，无波动感，有外伤史。超声检查见图8-5-1，图8-5-2。

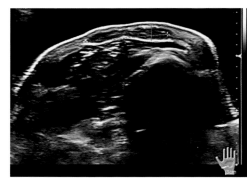

图8-5-1　二维超声横断面

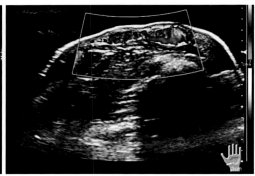

图8-5-2　彩色多普勒超声

超声特征：手掌部皮下浅层低回声结节，边界清晰，形态欠规则，探头加压可变形，彩色多普勒可见较丰富血流信号。

病理图片（图8-5-3）：

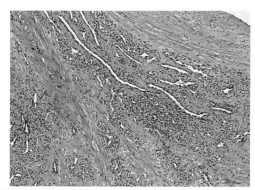

病理结果：化脓性肉芽肿/肉芽肿性血管瘤（HE，×10）

图8-5-3　病理组织图

📖 **病例二**

病史：患者，男性，42岁，左手小指肿物，质硬，无压痛，无波动感。超声检查见图8-5-4，图8-5-5。手术切除标本见图8-5-6。

超声特征：左手小指近掌指关节腹侧皮下实性结节，呈低回声，大小约1.4 cm×0.7 cm，边界清晰，形态规则，内部结构略显疏松，肿物后方回声增强，彩色多普勒可见丰富血流信号。

病理图片（图 8-5-7）：

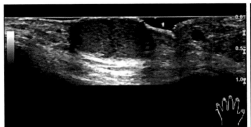

图 8-5-4 二维超声长轴切面

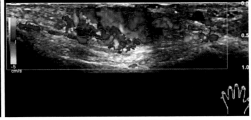

图 8-5-5 彩色多普勒超声

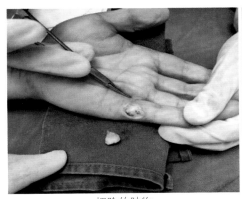

切除的肿物

图 8-5-6 手术切除标本

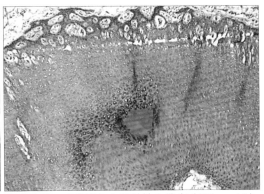

病理结果：（手指）肉芽肿性血管瘤（HE，×10）

图 8-5-7 病理组织图

小结：

肉芽肿型血管瘤又称化脓性肉芽肿或分叶状毛细血管瘤，是毛细血管瘤的一种特殊亚型，多位于皮肤或黏膜生长，如牙龈、手指、唇、面部、舌和足底等，表面可有溃疡，伴有疼痛，一般发生于 20 岁以上成年人，很少见于儿童和婴幼儿，多数病程较短，生长较快，部分伴有轻微外伤史。

病理：镜下见增生的小叶状毛细血管组成，若继发感染，可见大量炎症细胞浸润及间质水肿。

超声：并无特异性，但仍比较符合一般血管瘤的超声特征，虽无法进行具体分型，可初步提示血管瘤样病变的可能，其主要与结节性筋膜炎及掌跖纤维瘤病等相鉴别。

预后：手术切除很少复发。

（沈素红 刘勋）

第六节　婴儿富细胞性血管瘤 / 婴儿性血管瘤

病例一

病史：患儿，男，2个月，腹壁肿物，皮肤表面为红色。超声检查见图8-6-1，图8-6-2。

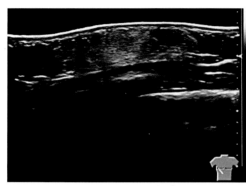
图 8-6-1　二维超声

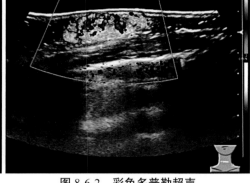
图 8-6-2　彩色多普勒超声

超声特征：腹壁皮下浅层中高回声结节，边界清晰，形态规则，内部回声不均匀，肿物后方回声增强，彩色多普勒可见较丰富血流信号。

病理图片（图8-6-3）：

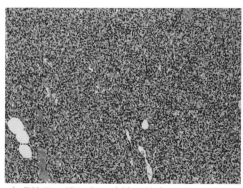
病理结果：婴儿富细胞性血管瘤（HE，×20）
图 8-6-3　病理组织图

免疫组化：CD31（+），CD34（+），Ki-67（热点区20% +）。

病例二

病史：患儿，女，2个月，肩部肿物，无波动感，无红肿。超声检查见图8-6-4至图8-6-6。

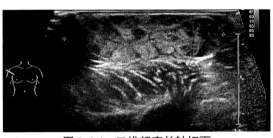

图 8-6-4 二维超声长轴切面

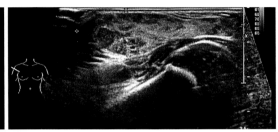

图 8-6-5 二维超声短轴切面

超声特征：右肩部皮下浅层中高回声结节，边界清晰，形态规则，内部回声不均匀，低回声与高回声呈网格状分布，肿物后方回声增强，彩色多普勒可见较丰富血流信号。

病理图片（图 8-6-7）：

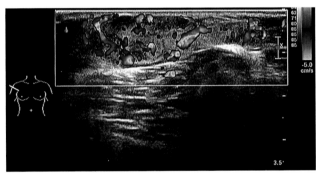

较丰富血流信号

图 8-6-6 彩色多普勒超声

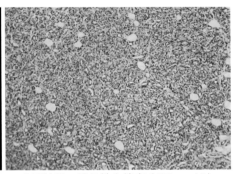

病理结果：婴儿性血管瘤（HE，×10）

图 8-6-7 病理组织图

免疫组化：CD31（＋），CD34（＋），GLUT1（＋），D2-40（－），CD61（－）。

小结：

婴幼儿富细胞性血管瘤又称草莓痣、血管痣，是一种不成熟的幼年性毛细血管瘤，几乎全部在出生后几周内起病，几个月后迅速增大，早期外观类似胎记，啼哭时颜色变红，肿瘤可逐渐自行消退。

病理：镜下无包膜，累及真皮，也可累及脂肪，肿瘤呈分叶状，早期见丰富的无明显管腔的不成熟的毛细血管，后期血管成熟，管腔逐渐明显。

超声：超声作为首选检查方法，一般表现为中高回声结节、边界清晰、形态规则、内部回声不均匀（低回声及高回声可间隔分布）、彩色多普勒可见血流信号较丰富。

预后：一般可自行消退。

（刘勋 徐巍军）

第七节　肌间血管瘤 / 肌内血管瘤

病例一

病史：患者，男性，44 岁，自述发现右小腿肿块数年，活动后疼痛，休息后缓解。曾用外敷中药（具体不详）等治疗，效果欠佳。近来疼痛加重遂来我院求治。超声检查见图 8-7-1，图 8-7-2。

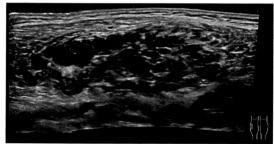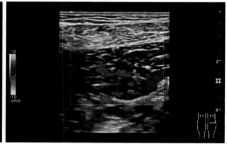

图 8-7-1　二维超声纵断面　　　　　图 8-7-2　彩色多普勒横断面超声

超声特征：右小腿三头肌内不均质偏低回声，边界不清，范围约 8.5 cm × 2.5 cm × 6.3 cm，形态不规则，内呈"蜂窝状"结构，探头加压时"蜂窝状"结构内可见血流信号。

病理图片（图 8-7-3）：

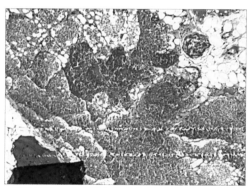

病理结果：（小腿）肌内血管瘤（HE，×10）

图 8-7-3　病理组织图

病例二

病史：患者，男性，52 岁，枕部肿物数年，质软，有轻度波动感，无压痛。超声检查见图 8-7-4，图 8-7-5。

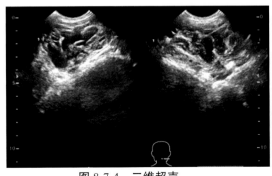

图 8-7-4　二维超声

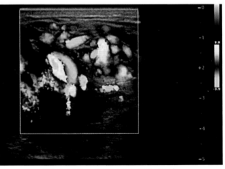

图 8-7-5　彩色多普勒超声

超声特征：枕部皮下多房囊性肿物，边界不清，呈网格状，伴声影，探头加压时肿物可变形，彩色多普勒探头加压试验时肿物内可见血流信号较丰富。

病理图片（图 8-7-6）：

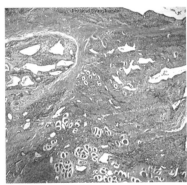

病理结果：（枕部）肌间血管瘤，部分血管内皮细胞增生活跃。光镜所见组织内可见海绵状血管瘤、毛细血管瘤等多种血管瘤成分，部分肌束受累，萎缩（HE，×10）

图 8-7-6　病理组织图

🖥 病例三

病史：患儿，男，8 岁，足底肿胀偶有疼痛，于剧烈活动后为著，质软，皮肤表面无红肿及破溃。超声检查见图 8-7-7 至图 8-7-9。

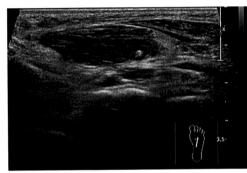

图 8-7-7　二维超声长轴切面

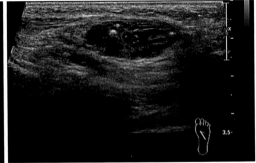

图 8-7-8　二维超声短轴切面

超声特征：足底基层内不均质偏低回声，边界清晰，形态欠规则，内呈"蜂窝状"结构，并可见颗粒样强回声（静脉石），彩色多普勒探头加压试验时"蜂窝状"结构内可见血流信号。

病理图片（图 8-7-10）：

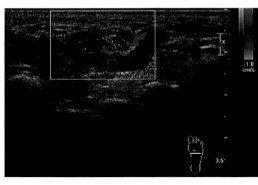

探头加压试验时"蜂窝状"结构内可探及血流信号

图 8-7-9 彩色多普勒超声

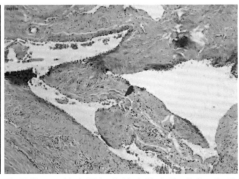

病理结果：符合肌间血管瘤伴血栓形成、机化及钙化（HE，×10）

图 8-7-10 病理组织图

免疫组化：CD31（＋），CD34（＋），Desmin（＋），D2-40（－），GLUT1（－）。

小结：

肌内血管瘤属于深部血管瘤（deep hemangioma，包括肌内血管瘤、滑膜血管瘤、神经内血管瘤和淋巴结内血管瘤）一种，是发生于骨骼肌内的良性真性肿瘤，可呈浸润性生长，也是最常见的一种深部血管瘤，但仍属于少见疾病，占所有血管瘤的 0.8%，可分为毛细血管型、海绵状型和混合型，多见于青年人，好发于下肢，特别是大腿肌肉，在临床上表现为缓慢生长的肿块，常有痛感，在影像学上常见静脉石形成。

病理：肌内血管瘤无包膜，边界不清，可分为毛细血管型、海绵状型和混合型。

超声：肌内血管瘤一般表现为病变部位失去正常结构，回声杂乱，肌纹理不清，边界不清，无包膜，形态不规则，病变区表现为中强回声或低回声，有分布杂乱、粗短扩张的管道样结构，多数在探头加压试验时血流信号显示比较丰富，因病灶内血流缓慢，较易形成血栓，血栓和机化过程反复发生，进而形成静脉石。

其主要与肌内脂肪瘤、血肿、肉瘤等相鉴别。

预后：一般手术切除不净易复发。

（刘勋　沈素红）

第八节　滑膜血管瘤

病例一

病史：患者，女性，59 岁，左肘肿物，边界尚清，活动欠佳，最大约 4.1 cm × 1.9 cm，压痛阳性，波动感阴性。超声检查见图 8-8-1，图 8-8-2。

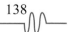

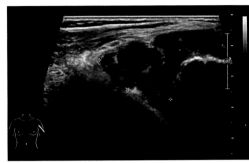

图 8-8-1　二维超声长轴切面　　　　图 8-8-2　二维超声短轴切面

超声特征：左肘关节旁实性肿物，呈低回声，边界清晰，边缘形态不规则，内部回声不均匀，似呈絮状，彩色多普勒未见明显血流信号。

病理图片（图 8-8-3）：

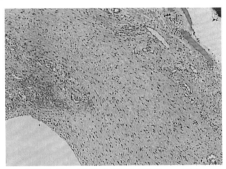

病理结果：滑膜血管瘤（HE，×10）

图 8-8-3　病理组织图

免疫组化：CD34（血管＋），CD68（散在＋），CD163（散在＋），Ki-67（10%＋），Clustrin（局灶＋）。

📖 病例二

病史：患儿，男，15 岁，左膝近端内侧肿物，边界尚清晰，活动欠佳，大小约 4.8 cm×4.3 cm×2.7 cm，压痛阳性，波动感阴性。超声检查见图 8-8-4 至图 8-8-6。

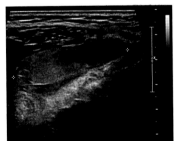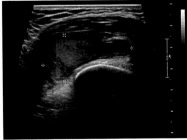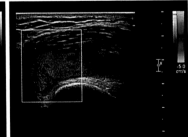

图 8-8-4　二维超声长轴切面　　图 8-8-5　二维超声短轴切面　　图 8-8-6　彩色多普勒超声

超声特征：位于左膝部近端软组织深层可见一 4.8 cm×4.3 cm×2.7 cm 等回声反射区，边界欠清，不规则，内回声不均匀，可见密集点状回声，彩色多普勒未见明显血流信号。Adler 分级为 0 级。

病理图片（图 8-8-7）：

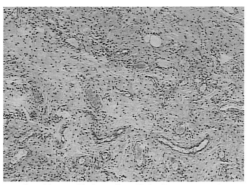

病理结果：符合滑膜血管瘤（HE，×10）

图 8-8-7　病理组织图

小结：

滑膜血管瘤是一种发生于关节腔或滑膜的深部血管瘤类型，发生于腱鞘的血管瘤不属于此类，比较少见，好发于儿童和青少年，膝关节最常见，呈缓慢性生长。

病理：滑膜血管瘤在组织学上多数呈海绵状血管瘤形态。

超声：滑膜血管瘤超声不具有特异性，多以 MR 为主，超声一般表现为关节腔内或关节旁中等或低回声肿物，因局限在关节囊内故边界可辨别，结构略显疏松（符合血管瘤特点），彩色多普勒可见或未见血流信号。

其主要与滑膜增生、肉瘤、滑膜脂肪瘤等相鉴别，此类疾病少见，当遇到此类关节肿物时应结合其他影像学表现联合提示。

预后：手术切除，病变较小时切除较易，病变较大时不易切除干净。

（魏玺　冯一星　张晟）

第九节　淋巴管瘤 / 淋巴管畸形

病例一

病史：患儿，女，9 岁，左上臂皮下肿物，表面无颜色改变，无压痛。超声检查见图 8-9-1，图 8-9-2。

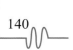

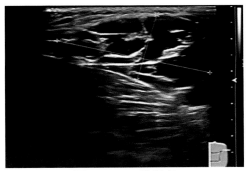

图 8-9-1　二维超声

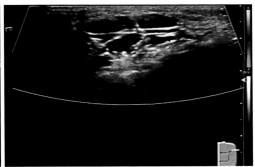

图 8-9-2　彩色多普勒超声

超声特征：皮下脂肪内可见多房囊性肿物，边界清晰，内部可见多房线性分隔，部分分隔较厚，可见浮动，多数囊腔相互沟通，该病变上方呈管状结构，并与一浅静脉伴行。彩色多普勒探头加压试验后未见明显血流信号充盈，部分间隔处见血流信号。

病理图片（图 8-9-3）：

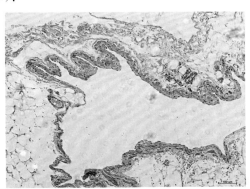

病理结果：淋巴管瘤（HE，×10）

图 8-9-3　病理组织图

📋 病例二

病史：患儿，男，11岁，右大腿肿物，表面无颜色改变，无压痛。超声检查见图 8-9-4，图 8-9-5。

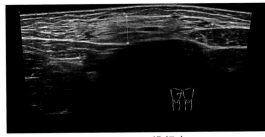

图 8-9-4　二维超声

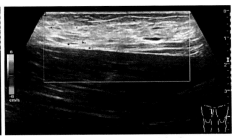

图 8-9-5　彩色多普勒超声

超声特征：皮下脂肪层内中强回声团块，边界欠清晰，内部见密集线性强回声结构，局部呈管状，彩色多普勒未见血流信号。

病理图片（图 8-9-6）：

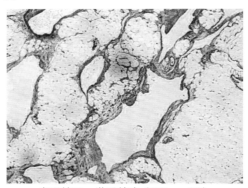

病理结果：淋巴管瘤（HE，×10）

图 8-9-6　病理组织图

📖 病例三 ▪▪▫

病史：患儿，男，15 岁，颈部肿块就诊，无压痛，有波动感。超声检查见图 8-9-7 至图 8-9-9。

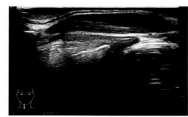　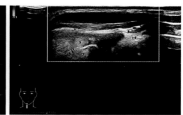

图 8-9-7　二维超声纵断面　　**图 8-9-8　二维超声横断面**　　**图 8-9-9　彩色多普勒超声**

超声特征：颈前皮下无回声肿块，边界清晰，形态规则，后方回声增强，彩色多普勒未见血流信号。

病理图片（图 8-9-10）：

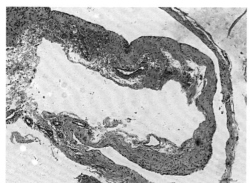

病理结果：（颈部肿物）结合形态及免疫组化结果，符合囊性淋巴管瘤，伴局部囊壁破损及周围组织炎性纤维血管组织修复反应性改变（HE，×10）

图 8-9-10　病理组织图

免疫组化：CD31（部分＋），CD34（血管内皮＋），D2-40（＋），EMA（－），CK（－）。

小结：

淋巴管瘤/淋巴管畸形是一种由海绵状或囊状扩张的淋巴管组成的良性肿瘤或畸形，与血管瘤相比少见，约占脉管病变的4%，大部分出生时已然存在，可发生于身体任何部位，多见于头颈和腋窝。

病理：共分为4型，海绵状、囊状、局限性、获得性渐进性；海绵状淋巴管瘤镜下见大小不等的囊腔，间质为纤维组织；囊性淋巴管瘤一般体积较大，呈蜂窝状，挤压有波动感，镜下见高度扩张的淋巴管，壁薄，间质为纤维组织；局限性淋巴管瘤常位于真皮，镜下见大量扩张的淋巴管；获得性渐进性淋巴管瘤多位于真皮，镜下见薄壁不规则的淋巴管，呈交通吻合状。

超声：一般表现为多房囊性包块内有多条纤细分隔带，包块大小不一，张力不高，囊壁较薄，后方回声增强、内透声好，当囊性分隔密集时，包括呈现高回声，部分囊性包块内实性部分、分隔上可见血流信号。当伴有出血、感染时，囊壁增厚、粗糙，透声差，可见点状多发低回声；发生于颈部者，其主要与颈部鳃裂囊肿、甲状舌管囊肿和食管重复畸形等相鉴别。

预后：手术切除即可。

（刘勋）

第十节　所谓的脉管瘤

病例一

病史：患儿，男，1岁，右上臂肿物，表面无颜色改变。超声检查见图8-10-1，图8-10-2。

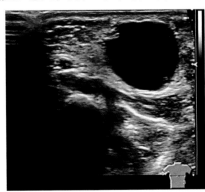

图8-10-1　二维超声

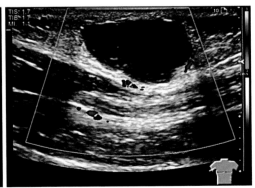

图8-10-2　彩色多普勒超声

超声特征：上臂皮下脂肪层内见极低回声结节，边界清晰，形态欠规则，内部结构疏松，呈稠密黏液状，后方回声增强，彩色多普勒未见血流信号，但可见"落雪征"现象。

病理图片（图 8-10-3）：

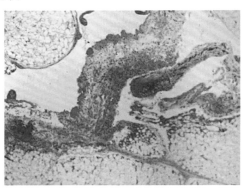

病理结果：脉管瘤（主要为血管，含少数淋巴管）（HE，×10）

图 8-10-3　病理组织图

📷 病例二

病史：患儿，女，9 岁，右前臂肿物，表面局部呈红色，无压痛。

该患者连续 3 年超声资料如下。

2016 年（图 8-10-4，图 8-10-5）：

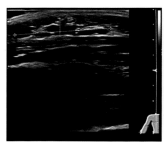 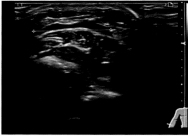

图 8-10-4　二维超声长轴切面　　　　　图 8-10-5　彩色多普勒超声

2017 年（图 8-10-6，图 8-10-7）：

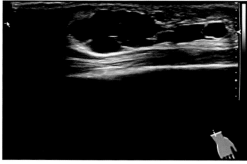 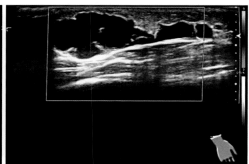

图 8-10-6　二维超声长轴切面　　　　　图 8-10-7　彩色多普勒超声

2018 年（图 8-10-8，图 8-10-9）：

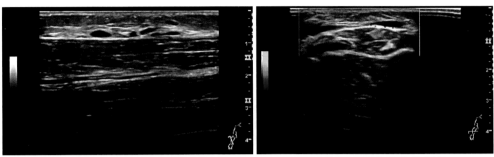

图 8-10-8　二维超声长轴切面　　　　图 8-10-9　彩色多普勒超声

超声特征：连续 3 年的图像表现出一个动态的变化过程，表现为皮下多房样囊性结构，可见较多厚薄不均的纤维性强回声分隔，彩色多普勒未见明显血流信号。

病理图片：2018 年手术病理标本见图 8-10-10。

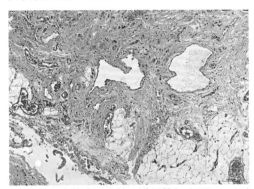

病理结果：脉管瘤（血管、淋巴管）（HE，×10）

图 8-10-10　病理组织图

免疫组化：CD34（内皮细胞 +），CD31（血管内皮 +），D2-40（淋巴管内皮 +）。

小结：

脉管瘤是源于血管和淋巴管的病变，在临床上较常见的为血管瘤或淋巴管瘤，二者混合型较少见，即在广义上脉管瘤包括血管瘤和淋巴管瘤，在狭义上脉管瘤目前多指血管和淋巴管的混合性肿瘤，多见于儿童，以头颈部多见。

超声：目前这种混合型的脉管瘤文献报道少见，典型的超声表现为淋巴管瘤样形态，可见网状结构，其间隔壁厚度不均，彩色多普勒未见明显血流信号；不典型单房囊性肿物超声不具有特异性，难以与皮样囊肿、表皮样囊肿等相鉴别。

预后：手术切除一般不复发。

（刘勋）

第十一节　血管肉瘤

📖 病例一

病史：患者，女性，右小腿多发肿物，质硬，胀痛，无波动感。超声检查见图8-11-1至图8-11-3。

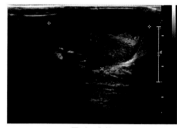 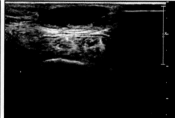 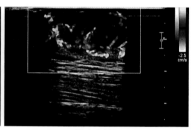

最大肿物　　　　　　　　　偏小肿块　　　　　　　　　较大肿物

图 8-11-1　二维超声纵断面　　**图 8-11-2　二维超声纵断面**　　**图 8-11-3　彩色多普勒超声**

超声特征：皮下可见多发实性团块，大部分位于脂肪层内，未侵犯基层，呈低回声，边界清晰，形态不规则，内部回声不均匀，可见无回声液化区，最大 3.3 cm×2.0 cm，彩色多普勒可见较丰富血流信号。

病理图片（图 8-11-4）：

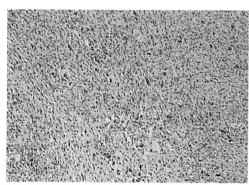

病理结果：（右小腿）软组织肉瘤，考虑血管肉瘤，恶性纤维组织细胞瘤分化；基底及切缘均（-）（HE，×10）

图 8-11-4　病理组织图

免疫组化：Vimentin（+），CD68（+），Ki-67（40%+），CD31（-），CD34（-），Ⅷ因子（-），EMA（-），CKpan（-），SMA（-），Desmin（-），S-100（-）。

📖 病例二

病史：患者，女性，64 岁，右下腹腹壁肿物，无压痛及波动感。超声检查见图 8-11-5 至图 8-11-7。

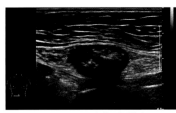
图 8-11-5　二维超声横断面

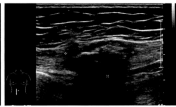
图 8-11-6　二维超声纵断面

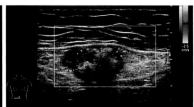
图 8-11-7　彩色多普勒超声

超声特征：右下腹腹直肌内实性肿物，呈不均质回声，范围约 2.7 cm × 2.6 cm × 1.4 cm，边界尚清，形态不规则，肿物后方回声衰减，中心区可见强回声，彩色多普勒可见血流信号丰富。

病理图片（图 8-11-8）：

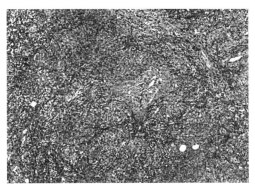

病理结果：（右腹壁）肉瘤，结合免疫组化及 FISH 结果倾向血管肉瘤，切缘及基底均（−）（HE，×10）

图 8-11-8　病理组织图

免疫组化：CD31（−），CD34（−），ERG（+），Syn（灶性 +），Ki-67（20%+），CD99（弱 +），CK-pan（−），Bcl-2（−），Desmin（−），Myogenin（部分核 +），Fli-1（+），Myo-D1（−），INI-1（+），S-100（−），CD20（−），CD3（−），CD56（−）。

📷 病例三

病史：患者，女性，51 岁，左小腿肿物，质硬，无压痛及波动感，活动性差。超声检查见图 8-11-9 至图 8-11-11。

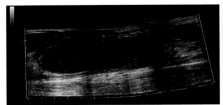
图 8-11-9　二维超声长轴宽景成像

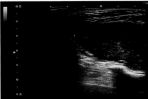
图 8-11-10　二维超声短轴切面

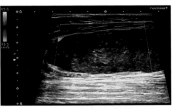
图 8-11-11　彩色多普勒超声

超声特征：左小腿胫前深部软组织（肌层）内实性肿物，呈低回声，大小约 9.5 cm×4.3 cm×2.8 cm，边界清晰，形态相对规则，内部回声不均匀，局部可见无回声区，呈网格状，肿物后方回声增强，且深方挤压胫骨，但未侵犯骨皮质，彩色多普勒内未见明显血流信号。

病理图片（图 8-11-12）：

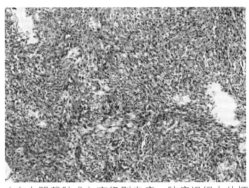

病理结果：（左大腿截肢术）高级别肉瘤，肿瘤组织大片坏死，结合免疫组化考虑为血管肉瘤，断端（－）（HE，×10）

图 8-11-12　病理组织图

免疫组化：CK-pan（－），Vim（＋），Ki-67（50%＋），S-100（－），SOX（－），NESTIN（－），CD99（＋），Bcl-2（－），TLE-1（－），SMA（－），Desmin（散在＋），CD34（－），CD31（部分＋），EMA（－），Myo-D1（－），Myogenin（－）。

病例四

病史：患者，女性，61 岁，右颈部肿物，质硬，轻度压痛，无波动感。超声检查见图 8-11-13 至图 8-11-15。

超声特征：右颈部深部软组织实性肿物，大小约 3.2 cm×2.2 cm，呈低回声，边界清晰，形态不规则，肿物深方挤压颈椎横突，彩色多普勒可见少量血流信号。

病理图片（图 8-11-16）：

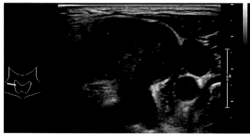
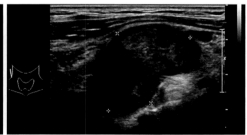

图 8-11-13　二维超声横断面　　　　**图 8-11-14　二维超声纵断面**

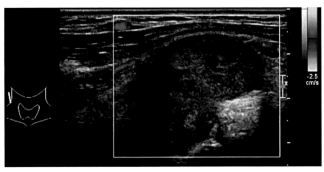

少量血流信号

图 8-11-15　彩色多普勒超声

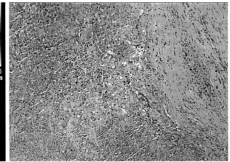

病理结果：（颈右深）血管肉瘤伴坏死
（HE，×10）

图 8-11-16　病理组织图

免疫组化：CK 广（＋），EMA（－），CD31（＋），CD34（＋），F Ⅷ（＋），Bcl-2（－），S-100（－）。

小结：

血管肉瘤（angiosarcoma）是一种瘤细胞重演内皮细胞形态、免疫表型和功能特点（血管形成）的恶性间叶性肿瘤，比较少见，占软组织肉瘤比例＜1%，可发生于任何部位，分型较多，如皮肤型、深部软组织型、实质脏器型、心脏及胃肠道型等，常见于成年人，青年人罕见。该肿瘤约 50% 为皮肤来源型，本节主要对皮肤及深部软组织型进行分析。

病理：瘤细胞形态多样，排列复杂，其病理诊断需要发挥免疫组化的作用。

超声：浅表及深部软组织实性肿物，多呈低回声，形态多不规则，内部回声不均匀，可有钙化及液化，彩色多普勒可见浅表型血流信号较丰富，深部软组织型血流信号可不丰富或稀少。

鉴别诊断：超声不具有特异性表现，符合一般软组织肉瘤超声表现，主要与血管黏液瘤、肌间黏液瘤、侵袭性纤维瘤病、肌内结节性筋膜炎、血肿等相鉴别，应充分结合病史及其他影像学检查。

预后：该肿瘤属于高度恶性，5 年生存率较低。

（魏玺　冯一星）

第九章
周围神经组织肿瘤及瘤样病变

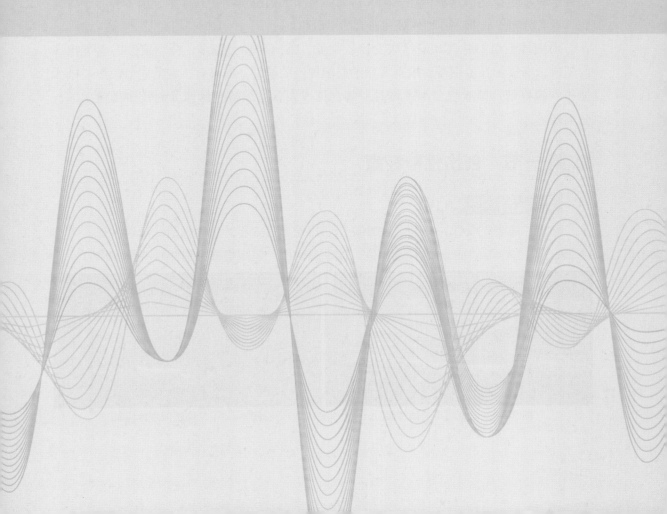

神经系统包括中枢神经系统和周围神经系统，周围神经系统又分为躯体神经和内脏神经，内脏神经系统属于自主神经系统，不受人的意志控制，又分为交感神经和副交感神经。

神经组织是由神经细胞和神经胶质细胞组成。神经细胞是神经系统的结构和功能单位，可分为胞体、树突和轴突。周围神经系统的神经胶质细胞包括施万细胞和卫星细胞，对神经细胞起支持、保护、营养和绝缘作用。

神经纤维由神经元的轴突或细长的树突和包绕在它们周围的神经胶质细胞组成，依据神经胶质细胞是否具有髓鞘，又可分为有髓神经纤维和无髓神经纤维。

神经由神经纤维束聚合而成，其外围包裹结缔组织称神经外膜，神经纤维束表面的细胞及纤维结合体构成神经束膜，每条神经纤维表面的薄层组织称神经内膜，包绕轴突和施万细胞。

神经的支配活动是通过神经末梢起作用的，神经末梢遍布全身，分为感觉神经末梢和运动神经末梢。感觉神经末梢包括游离的神经末梢、触觉小体、环层小体和肌梭，运动神经末梢包括躯体运动神经末梢（运动终板）和内脏运动神经末梢，前者分布于骨骼肌，后者分布于心肌、各种内脏和血管的平滑肌。

周围神经组织肿瘤和瘤样病变比较常见，其病变种类较多，分型复杂，本类疾病的超声诊断提示及鉴别需要检查者熟悉周围神经的解剖，即具有一定的肌骨超声基础才能得到较好的诊断效果，本章将对一些常见浅表软组织神经源性肿瘤及瘤样病变进行分类阐述。

● 第一节　创伤性神经瘤

📷 病例一

病史：患者，女性，55 岁，左小腿脂肪肉瘤术后 5 年，边界尚清，活动欠佳，大小约 2.4 cm×1.8 cm×0.9 cm，压痛阳性，波动感阴性。超声检查见图 9-1-1 至图 9-1-3。

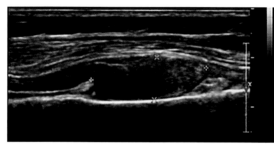
图 9-1-1　二维超声长轴切面

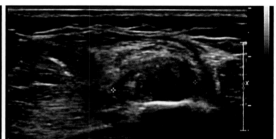
图 9-1-2　二维超声短轴切面

超声特征：小腿术区紧贴腓骨左前方肌层内实性肿物，呈低回声，大小约 2.4 cm×1.8 cm×0.9 cm，边界尚清，内部结构致密且回声不均匀，肿物致该区域腓深神经显示不清，彩色多普勒内可见点状血流信号。

病理图片（图9-1-4）：

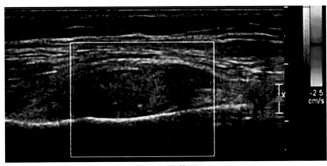

少量血流信号

图9-1-3　彩色多普勒超声

病理结果：符合创伤性神经瘤（HE，×10）

图9-1-4　病理组织图

免疫组化：Ki-67（<5%＋），S-100（＋），Claudin1（－），CD57（部分＋），Desmin（－），SMA（－），MDM-2（－），EMA（－）。

病例二

病史：患者，女性，22岁，左手掌尺侧皮下结节，有明显痛感，向远处传导，无波动感。超声检查见图9-1-5，图9-1-6。

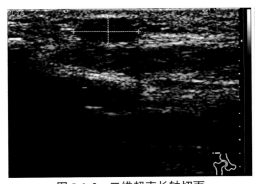

图9-1-5　二维超声长轴切面

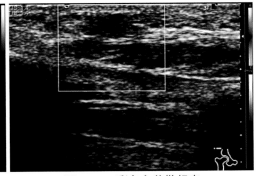

图9-1-6　彩色多普勒超声

超声特征：左手掌皮下浅层实性结节，呈低回声，大小约 0.9 cm×0.4 cm，边界清晰，形态规则，边缘较锐利，内部回声均匀，结节两端伴侧方声影，彩色多普勒可见点状血流信号。

病理图片（图 9-1-7）：

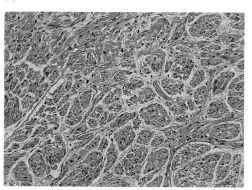

病理结果：创伤性神经瘤（HE，×20）

图 9-1-7 病理组织图

小结：

创伤性神经瘤（traumatic neuroma）是一种因外力因素导致部分或全部神经断裂进而引起的神经再生，这种再生并非有序再生，属于一种不正常重建，常在截断神经的一侧形成肿块，比如手指或截肢残端，亦可见于甲状腺及乳腺术后淋巴结清扫区域，多数具有疼痛感。

病理：肿物呈结节状，无包膜，与周围瘢痕组织不能分离，若是曾做过断端吻合术，肿物常具有包膜，边界清晰，镜下见轴索（无髓鞘轴索）、施万细胞及神经束膜细胞及纤维母细胞。

超声：超声一般表现为梭形低回声、边界清晰、形态规则、彩色多普勒见少量血流信号，二维超声诊断创伤性神经瘤并无直接特异性，但根据肿物发生的位置、病史（多数具有外伤及手术史）及疼痛感可以协助诊断，有文献及书籍提及与神经相关的"鼠尾征"，这仅仅只发生于超声能够显示的较粗大神经，对于浅筋膜层的多数创伤性神经瘤不具有本特征。

其主要与淋巴结、神经鞘瘤、神经纤维瘤、血管平滑肌瘤、血管球瘤等相鉴别，单从二维超声鉴别比较困难，应根据病史及临床表现协助鉴别。

预后：良性病变，多数手术切除即可，对于粗大神经吻合处创伤性神经瘤多采取非手术治疗。

（魏玺　冯一星　刘勋）

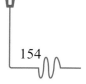

第二节　莫顿神经瘤

病史：患者，男性，38岁，左足底部疼痛，有触电感。超声检查见图9-2-1至图9-2-3。

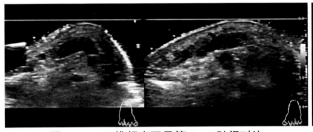

图9-2-1　二维超声双足第3、4趾间对比

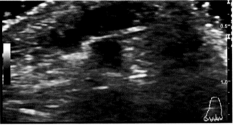

图9-2-2　二维超声右足第3、4趾间肿物

超声特征：探头置于第3、4趾间朝向足跟处扫查，皮下趾间血管旁可见低回声结节，大小约0.31 cm×0.23 cm，边界清晰，形态规则，内部回声均匀，无明显血流信号。

病理图片（图9-2-4）：

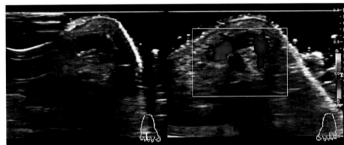

无明显血流信号

图9-2-3　彩色多普勒超声

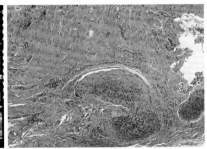

病理结果：莫顿神经瘤（HE，×10）

图9-2-4　病理组织图

小结：

莫顿神经瘤是一个或多个指（趾）间的神经纤维变性、纤维组织增生所形成的肿物，不是真性肿瘤，好发于女性，原因不明，多数学者认为这与足部受到长时间挤压有关，疼痛为莫顿神经瘤的最常见症状，多表现为沿着足底的尖锐、烧灼样疼痛，通常出现在第3、4跖趾关节周围，可放射至趾尖，疼痛剧烈者可出现足趾的运动功能障碍。穿着尖头鞋或高跟鞋可加重疼痛，揉捏按摩足底可缓解疼痛。

病理：病变神经呈梭形增粗，类似创伤性神经瘤或神经纤维瘤，直径一般<1.0 cm，边界清晰，无包膜；镜下见神经纤维变性，病灶内小血管被纤维组织包绕，管壁透明变性，管腔内可有血栓形成。

超声：目前影像学检查对于莫顿神经瘤的诊断说法不一，且比较混乱，笔者结合临床骨科医师的经验认为患者临床症状的提示率多数高于影像学检查的阳性率，MR及超声对小于 0.5 cm 以下结节均具有一定局限性，且足底部超声检查受足底软组织及跖骨的影响，以及检查者对于肌骨超声的认知度等使得莫顿神经瘤并不能达到理想的显示效果，从病理学角度出发，莫顿神经瘤超声一般表现为边界清晰、形态规则、内部回声均匀，彩色多普勒血流信号多数很难显示。

治疗：良性病变，临床医师并不是在影像学检查必须提示肿物时才进行外科干预，故应该充分认知超声检查的局限性，勿强加阳性结果而获得错误的认知。

（刘勋）

第三节　神经纤维瘤和神经纤维瘤病

🖾 病例一

病史：患者，女性，55 岁，左小腿结节，无压痛，无波动感。超声检查见图 9-3-1，图 9-3-2。

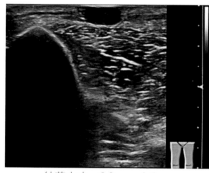
结节大小：0.9 cm × 0.5 cm
图 9-3-1　二维超声横断面

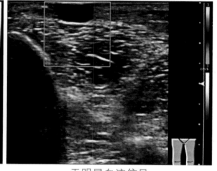
无明显血流信号
图 9-3-2　彩色多普勒超声

超声特征：皮下浅层实性结节，呈低回声，边界清晰，形态欠规则，内部回声相对均匀，彩色多普勒未见明显血流信号。

病理图片（图 9-3-3）：

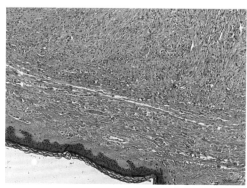

病理结果：符合神经纤维瘤表现（HE，×10）
图 9-3-3　病理组织图

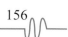

病例二

病史：患者，女性，25 岁，全身多发皮下结节，且皮肤多处色素沉着，结节无压痛及波动感。超声检查见图 9-3-4 至图 9-3-6。

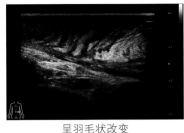
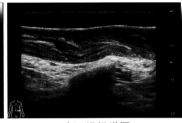
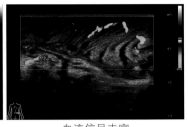

呈羽毛状改变 　　　　　　　　皮下组织增厚 　　　　　　　　血流信号丰富

图 9-3-4　二维超声　　　　　**图 9-3-5　二维超声**　　　　　**图 9-3-6　彩色多普勒超声**

超声特征：皮下组织增厚，可见低回声及高回声间隔分布，无明显肿物边界，有的呈斜形分布，呈"羽毛状"，有的横向分布，彩色多普勒可见较丰富血流信号。

病理图片（图 9-3-7）：

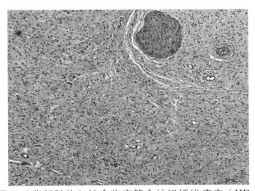

病理结果：（背部肿物）结合临床符合神经纤维瘤病（HE，×10）

图 9-3-7　病理组织图

免疫组化：Ki-67（< 1%＋），S-100（＋），SMA（－）。

小结：

神经纤维瘤（neurofibroma，NF）是一种良性周围神经鞘膜肿瘤，由施万细胞、纤维母细胞及少量的轴索、神经束膜细胞组成，根据其生长方式分为 3 种类型，即局限型、弥漫型、丛状型。

神经纤维瘤病分为Ⅰ型和Ⅱ型，Ⅰ型较常见，多发生于外周皮肤和皮下小神经的周围型神经纤维瘤病中；Ⅱ型少见，发生于中枢的双侧性前庭神经的神经鞘瘤。NF1 在临床上最早表现为皮肤出现所谓的"牛奶咖啡斑"，NF2 患者多为青少年，主要表现为耳鸣和失聪，多数患者不具有 NF1 常见的"牛奶咖啡斑"。

病理：神经纤维瘤分型较多，镜下见施万细胞、纤维母细胞、轴索、神经束膜细胞以及黏液基质不同比例分布。

超声：单发的神经纤维瘤一般表现为梭形低回声、边界清晰、形态规则、内部回声均匀、彩色多普勒见少量血流信号，皮肤及浅筋膜层的单发肿物超声无特异性，很难与神经鞘瘤、血管平滑肌瘤、创伤性神经瘤相鉴别，深层软组织的较粗大神经来源神经鞘瘤超声可显示"鼠尾征"，具有相对特异性，但与神经鞘瘤有时也无法进行鉴别。弥漫性神经纤维瘤（神经纤维瘤病）发生于皮肤者，超声表现为皮下浅层多发结节、低回声、边界清晰或不清晰、内部回声均匀或不均匀、彩色多普勒见少量血流信号，结合其皮肤"牛奶咖啡斑"特征不难做出诊断；发生于深部软组织较粗大神经的神经纤维瘤病表现为多发梭形低回声、边界清晰、形态规则、内部回声多较均匀、伴"鼠尾征"、彩色多普勒见少量血流信号，结合其"牛奶咖啡斑"特征容易诊断，且神经鞘瘤在周围软组织内多为单发，故很容易鉴别。

预后：单发结节手术切除很少复发，弥漫性神经纤维瘤很难进行手术切除。

（刘勋　高玉龙）

第四节　神经鞘瘤

病例一

病史：患者，男性，45岁，左大腿肿物，无压痛，无足底放射痛。超声检查见图9-4-1至图9-4-3。

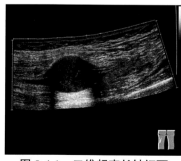 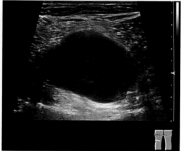 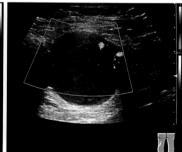

图9-4-1　二维超声长轴切面　　图9-4-2　二维超声短轴切面　　图9-4-3　彩色多普勒超声

超声特征：大腿后方肌层内实性团块，呈低回声，边界清晰，形态规则，可见包膜，内部回声不均匀，后方回声增强，肿物上下两端与坐骨神经延续，呈"鼠尾征"，彩色多普勒可见散在分布血流信号。

病理图片（图 9-4-4）：

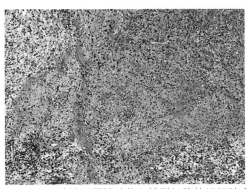

病理结果：（左下肢神经源性肿物）梭形细胞软组织肿瘤，结合
免疫组化染色结果符合神经鞘瘤（HE，×10）

图 9-4-4　病理组织图

免疫组化：S-100(＋)，CD56(＋)，Ki-67(index 2%＋)，SMA(－)，CD34(－)，P53(野
生型表达)。

📋 病例二

病史：患者，男性，右大腿肿物，无压痛及波动感，无足底放射痛。超声检查见
图 9-4-5 至图 9-4-7。

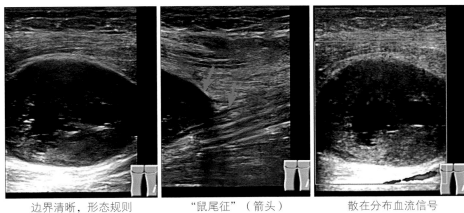

边界清晰，形态规则　　　　"鼠尾征"（箭头）　　　　散在分布血流信号
图 9-4-5　二维超声长轴切面　图 9-4-6　二维超声显示　图 9-4-7　彩色多普勒超声

超声特征：大腿后方肌层内肿物，呈囊实性，边界清晰，形态规则，可见包膜，后
方回声增强，肿物上下两端与坐骨神经延续呈"鼠尾征"，彩色多普勒可见散在分布
血流信号。

病理图片（图 9-4-8）：

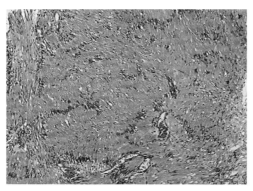

病理结果：神经鞘瘤（HE，×10）

图 9-4-8　病理组织图

📱 **病例三**

病史：患者，男性，36 岁，右大腿皮下浅层结节，无压痛及波动感。超声检查见图 9-4-9，图 9-4-10。

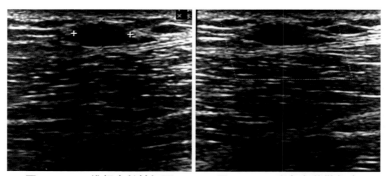

图 9-4-9　二维超声长轴切面　　**图 9-4-10　彩色多普勒超声**

超声特征：皮下脂肪内实性结节，呈低回声，边界清晰，形态规则，内部回声均匀，后方回声增强，彩色多普勒未见血流信号。

病理图片（图 9-4-11）：

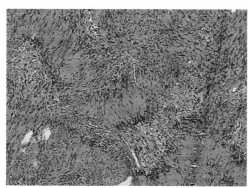

病理结果：神经鞘瘤（HE，×10）

图 9-4-11　病理组织图

小结：

神经鞘瘤起源于神经鞘细胞，即施万细胞，常单发，有包膜，可见于任何年龄，是外周神经常见良性肿瘤；可广泛分布于全身各处，但最常见于四肢的屈侧、头颈部、腹膜后及脊神经后根等处。

病理：神经鞘瘤分型较多，多数属于经典型神经鞘瘤，体积小者常为圆形，体积大者为长梭形或结节状，镜下边界清楚，具有完整包膜，组织内常见 Antoni A 区和 Antoni B 区结构。

超声：在此需要强调一点超声因神经鞘瘤所发生的层次不同，诊断准确率差别很大，位于浅筋膜层者超声多数表现为边界清晰、形态规则、包膜完整、内部回声均匀、很少发生伴囊性变、后方回声增强、彩色多普勒有或无血流信号，而位于深部软组织者超声多表现为边界清晰、形态规则、包膜完整、多数伴有囊性变、可见"鼠尾征"、后方回声增强、彩色多普勒多数可见少量血流信号。超声对于深部软组织神经鞘瘤具有很高的特异性。

鉴别诊断：对于浅筋膜层神经鞘瘤须要与血管瘤、血管平滑肌瘤、神经纤维瘤、淋巴结、浅表结节性筋膜炎进行鉴别。

预后：良性肿瘤，手术可完整切除，很少复发。

（刘勋）

第五节　颗粒细胞瘤

📖 病例一

病史：患儿，女，10岁，左侧内踝部肿物，边界尚清，活动欠佳，大小约 2.4 cm×2.6 cm×1.9 cm，压痛阴性，波动感阴性。超声检查见图 9-5-1 至图 9-5-3。

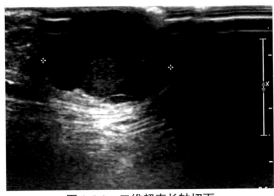

图 9-5-1　二维超声长轴切面

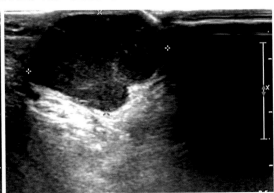

图 9-5-2　二维超声短轴切面

超声特征：左侧内踝偏后皮下脂肪层软组织内实性肿物，呈低回声，大小约 2.4 cm×2.6 cm×1.9 cm，边界尚清，形态欠规则，内部回声不均匀，能量多普勒可见少许血流信号。

病理图片（图 9-5-4）：

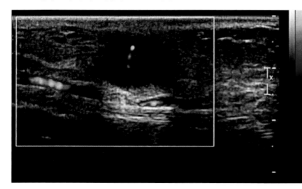

少许血流信号

图 9-5-3　能量多普勒肿物血流成像

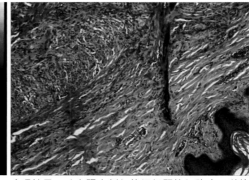

病理结果：（左踝内侧）软组织颗粒细胞瘤，送检肿物上侧、下侧及基底切缘均（－）（HE，×10）

图 9-5-4　病理组织图

免疫组化：S-100（＋），CD68（＋），TFE-3（＋），CD163（－），Ki-67（5%＋），Lysozyme（－），LCA（－），CD4（－）。

病例二

病史：患者，女性，68 岁，右侧腹壁肿物，边界尚清，活动欠佳，大小约 2.0 cm×1.6 cm×1.4 cm，压痛阴性，波动感阴性。超声检查见图 9-5-5 至图 9-5-7。

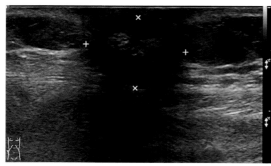

图 9-5-5　二维超声长轴切面

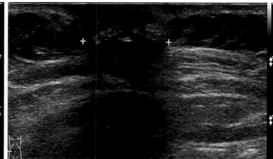

图 9-5-6　二维超声短轴切面

超声特征：右侧腹壁皮下脂肪层的软组织内实性结节，呈混合回声（等回声为主），大小约 2.0 cm×1.6 cm×1.4 cm，边界不清，形态欠规则，内部结构较致密，后方回声轻度衰减，彩色多普勒未见明显血流信号。

病理图片（图9-5-8）：

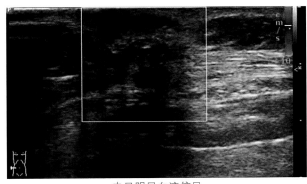

未见明显血流信号

图9-5-7　彩色多普勒超声

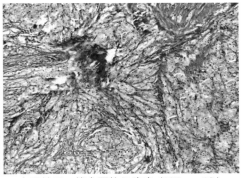

病理结果：符合颗粒细胞瘤（HE，×10）

图9-5-8　病理组织图

小结：

颗粒细胞瘤（granular cell tumor）是以瘤细胞内含有嗜酸性颗粒为特征的良性肿瘤，较少见，早期又称其为"肌母细胞瘤"，近年来，逐渐发现该肿瘤具有施万细胞分化功能，2020版WHO肿瘤分类将其划为神经源性肿物。本病多见于成年人，儿童少见，女性多发，多表现为皮下无痛性孤立性结节，少见多发。

病理：肿物界线不清，体积偏小，多小于3.0 cm，无包膜，实性，质软，镜下见瘤细胞形态均匀一致，细胞排列紧密，胞质丰富，内含有大量的嗜酸性细颗粒，在肿瘤的周边，瘤细胞与神经分支之间可有移行关系，并可见到肿瘤浸润至周围的脂肪及横纹肌组织。

超声：颗粒细胞瘤属于少见肿瘤，文献多为病例报道，超声不具有特异性，依据其病理基础，超声表现为低回声肿物，瘤体可浸润周围组织，超声表现为无包膜、边界不清、形态不规则、周围组织回声增强，后方回声可增强或衰减（因其内部结构的变化），彩色多普勒未见或可见少量血流信号。

鉴别诊断：主要与肉瘤、神经鞘瘤、神经纤维瘤和硬纤维瘤相鉴别，当发生乳腺颗粒细胞瘤其分级定位较高（BI-RADS 4c级以上）时，且很难与乳腺浸润性癌相鉴别。

预后：手术切除，少见复发。

（魏玺　冯一星）

第六节　神经束膜瘤

病例

病史：患者，男性，64岁，右腹股沟实性肿物，边界尚清，活动欠佳，大小约3.2 cm × 2.7 cm × 1.9 cm，压痛阴性，波动感阴性。超声检查见图9-6-1，图9-6-2。

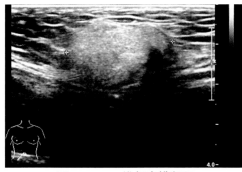

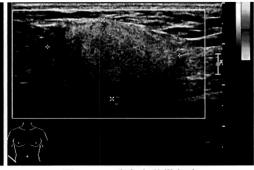

图 9-6-1　二维超声横断面　　　　　　　　　图 9-6-2　彩色多普勒超声

超声特征：右侧腹股沟区皮下实性肿物，呈中强回声，边界尚清，形态较规则，回声欠均匀，大小约 3.2 cm × 2.7 cm × 1.9 cm，彩色多普勒可见点状血流。

病理图片（图 9-6-3）：

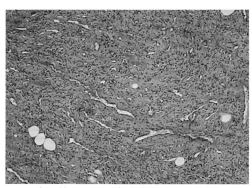

病理结果：神经束膜瘤（HE，×10）

图 9-6-3　病理组织图

免疫组化：EMA（+），CD99（+），Vim（+），Bcl-2（灶性+），Ki-67（1% ~ 2%+），S-100（个别细胞+），β-catenin（灶性+），CD117（个别细胞+），Dog-1（个别细胞+），HMB45（个别细胞+），CD57（灶性+），SMA（－），Desmin（－），CK广（－），NF（－），GFAP（－），CD34（－）。

小结：

神经束膜瘤（perineurioma）是由一种具有神经束膜细胞分化功能的细胞构成的软组织良性肿瘤，较为罕见，可分化神经内神经束膜瘤、软组织神经束膜瘤、黏膜神经束膜瘤、硬化性神经束膜瘤和网状神经束膜瘤，好发于青少年，多位于四肢，常表现为孤立性边界清晰的无痛性肿块，生长缓慢。

病理：肿瘤界线清楚，神经束膜细胞常成编织状排列，细胞以梭形细胞为主，形态均一。

超声：目前关于软组织内发生的神经束膜瘤文献鲜有，且超声无特异性，依据病理学基础，超声表现为皮下实性结节、边界清晰、形态较规则、彩色多普勒见少量血流信号。

鉴别诊断：依据本病例，其主要与脂肪瘤、脂膜炎等相鉴别，有待进一步病例研究。

预后：手术切除即可。

（魏玺　冯一星）

第七节　恶性周围神经源性肿瘤

病例一

病史：患者，男性，62 岁，右小腿肿物，边界尚清，活动欠佳，大小约 5.2 cm×4.2 cm×2.2 cm，压痛阴性，波动感阴性。超声检查见图 9-7-1 至图 9-7-3。

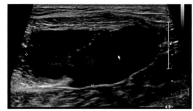

图 9-7-1　二维超声长轴切面　　　图 9-7-2　二维超声短轴切面

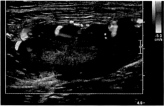

图 9-7-3　彩色多普勒超声

超声特征：右小腿皮下肌层内实性肿物，呈低回声，大小约 5.2 cm×4.2 cm×2.2 cm，边界尚清，形态不规则，内部回声不均匀，肿物侵犯胫神经区域致该神经显示欠佳，彩色多普勒可见较丰富血流信号。

病理图片（图 9-7-4）：

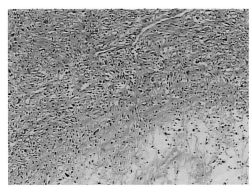

病理结果：（右小腿）高级别肉瘤，结合免疫组化考虑为恶性周围神经鞘膜瘤，切缘均（-）（HE，×10）

图 9-7-4　病理组织图

免疫组化：CK-pan（-），Bcl-2（-），CD34（-），S-100（部分+），CD57（灶性弱+），Ki-67（50%+），Desmin（-），Myogenin（核-）。

📖 **病例二**

病史：患者，男性，55岁，右腹股沟肿物，有轻微压痛，无波动感。超声检查见图 9-7-5，图 9-7-6。

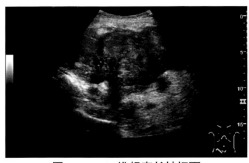

图 9-7-5　二维超声长轴切面

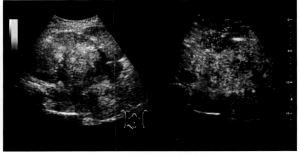

图 9-7-6　超声造影图像

超声特征：右腹股沟区较大不均质回声团块，边界不清，形态不规则，边缘呈浸润状，内部回声不均匀，超声造影呈不均匀高增强模式。

病理图片（图 9-7-7）：

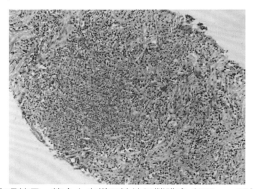

病理结果：符合上皮样恶性神经鞘膜瘤（HE，×10）

图 9-7-7　病理组织图

免疫组化：CD56（+），CK（-），S-100（+），CgA（-），SYN（-），TTF-1（-）。

📖 **病例三**

病史：患者，24岁，女性，右上臂近腋下肿物，挤压时手指有麻木感。超声检查见图 9-7-8 至图 9-7-10。

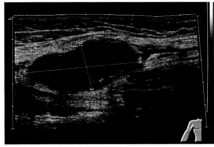 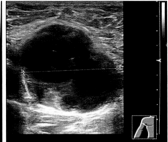 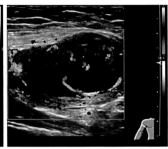

图 9-7-8　二维超声长轴切面　　　图 9-7-9　二维超声短轴切面　　　图 9-7-10　彩色多普勒超声

超声特征：右上臂肌层内实性肿物，呈低回声，边界清晰，形态不规则，似有包膜，内部回声不均匀，肿物后方回声增强，且该肿物远端与桡神经连续明显，但近端受肿物局部形态不规则影响较难判断与桡神经的连续性，彩色多普勒可见丰富血流信号。

病理图片（图 9-7-11）：

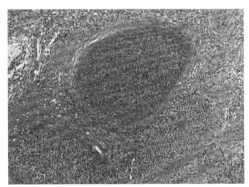

病理结果：（右上臂神经源性肿瘤　神经瘤变组织）梭形细胞软组织肿瘤，结合临床、组织形态及免疫标记，倾向于恶性神经鞘瘤（HE，×10）

图 9-7-11　病理组织图

免疫组化：Bcl-2（＋），S-100（部分弱＋），CD34（血管内皮＋），Desmin（＋），P53（－），SMA（－），CD56（＋），CD57（－），Ki-67（20%＋）。

小结：

恶性周围神经源性肿瘤包括恶性周围神经鞘膜瘤、恶性神经束膜瘤、恶性颗粒细胞瘤和恶性外胚间叶瘤，由于后三者比较罕见，本节主要介绍恶性周围神经鞘膜瘤。

恶性周围神经鞘膜瘤（malignant peripheral nerve sheath tumor，MPNST）是一种起自周围神经或显示有神经鞘分化的梭形细胞肉瘤，过去亦称神经源性肉瘤，占软组织肉瘤的 3% ~ 10%，男女发病无差异。

病理：恶性周围神经鞘膜瘤大体边界可清晰或不清晰，镜下表现多样，瘤细胞排列复杂。

超声：对于恶性周围神经鞘膜瘤目前文献多为个案，依据病理学基础，超声表现符合肉瘤模式，一般为实性低回声肿物，边界清晰或不清晰，边缘浸润性生长或不规则，内部回声不均匀，彩色多普勒可见较丰富血流信号。

　　鉴别诊断：主要与良性肿瘤鉴别，如肌内黏液瘤、侵袭性纤维瘤病等，本病多因体积较大，周围形态不规则，有时比较难以辨认其与神经关系。

　　预后：恶性程度高，手术切除辅以放化疗，5 年生存率不超过 50%。

（刘勋　魏玺　冯一星）

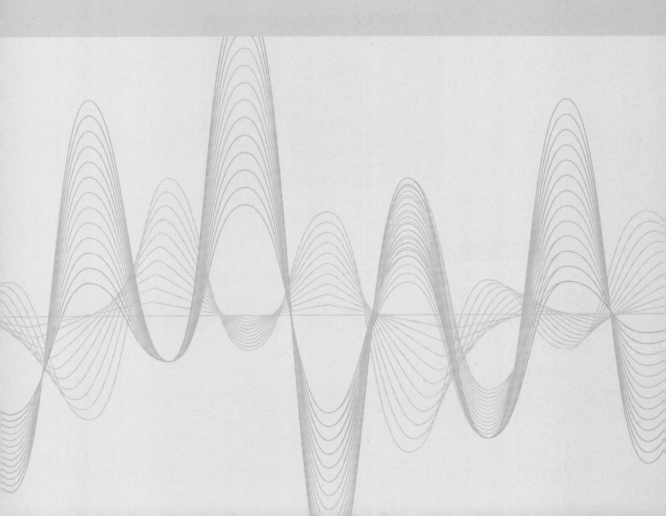

第十章

错构瘤样病变

📖 **病例一** ▪️▪️▪️

病史：患者，男性，39 岁，后颈部肿物，无压痛，无波动感。超声检查见图 10-1-1 至图 10-1-3。

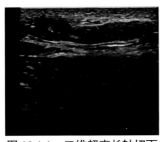 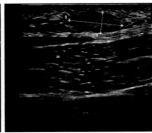 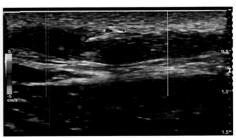

图 10-1-1　二维超声长轴切面　图 10-1-2　二维超声短轴切面　　图 10-1-3　彩色多普勒超声

超声特征：后颈部脂肪层内肿物，呈低回声，内部呈网格状，局部边界不清晰，且局部边缘呈浸润状态，彩色多普勒可见少量血流信号，探头挤压试验时血流信号无明显增多现象。

病理图片（图 10-1-4）：

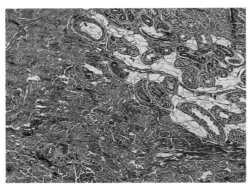

病理结果：汗腺、纤维、血管、脂肪组织错构瘤样增生（HE，×10）

图 10-1-4　病理组织图

📖 **病例二** ▪️▪️▪️

病史：患儿，男，14 岁，左颌下区肿物，无压痛，无波动感。超声检查见图 10-1-5 至图 10-1-7。

超声特征：左侧颈动脉三角区肿物，呈低回声，内部呈不均匀网格状，边界清晰，边缘形态欠规则，呈波浪状，彩色多普勒可见少量血流信号。

病理图片（图 10-1-8）：

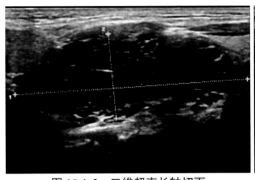

图 10-1-5　二维超声长轴切面

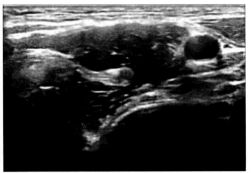

图 10-1-6　二维超声短轴切面

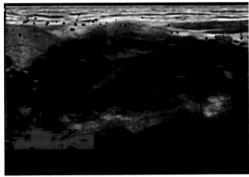

少量血流信号

图 10-1-7　彩色多普勒超声

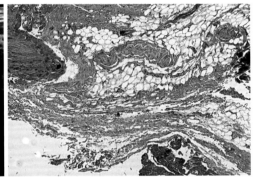

病理结果：纤维脂肪血管性错构瘤（HE，×10）

图 10-1-8　病理组织图

病例三

病史：患者，男性，67 岁，左前臂皮下肿物，无压痛，质软。超声检查见图 10-1-9，图 10-1-10。

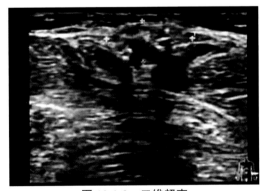

图 10-1-9　二维超声

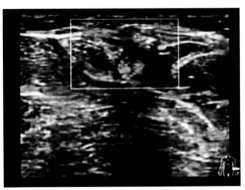

图 10-1-10　彩色多普勒超声

超声特征：皮下不均质回声结节，边界尚清晰，形态不规则，内部回声较粗乱，可见线性高回声及点状强回声，彩色多普勒见少量血流信号。

病理图片（图 10-1-11）：

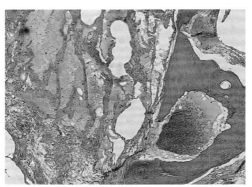

病理结果：纤维脂肪血管性错构瘤（HE，×10）

图 10-1-11　病理组织图

📖 **病例四**

病史：患者，男性，43 岁，右肘部外侧肿物，无压痛，无波动感。超声检查见图 10-1-12，图 10-1-13。

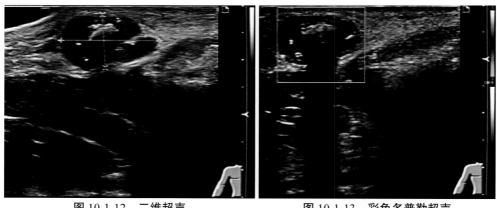

图 10-1-12　二维超声　　　　　　　　**图 10-1-13　彩色多普勒超声**

超声特征：右肘部外侧皮下脂肪层肿物，呈低回声，边界清晰，形态尚规则，中心区可见粗大强回声钙化，后方伴声影，肿物与关节无沟通，彩色多普勒未见血流信号。

病理图片（图 10-1-14）：

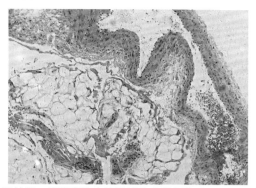

病理结果：纤维脂肪血管性错构瘤伴钙化（HE，×10）

图 10-1-14 病理组织图

📇 **病例五** ◼◻▪

病史：患者，男性，63 岁，左面部肿物，无压痛，无波动感，质硬。超声检查见图 10-1-15，图 10-1-16。

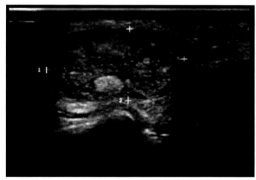

图 10-1-15 二维超声

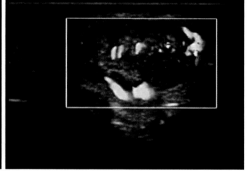

图 10-1-16 彩色多普勒超声

超声特征：左面部脂肪层实性肿物，中心大部呈不均质偏中等回声，边缘可见不均匀低回声晕，肿物边界清晰，形态规则，未侵及肌层，彩色多普勒边缘及内部可见管条状血流信号。

病理图片（图 10-1-17）：

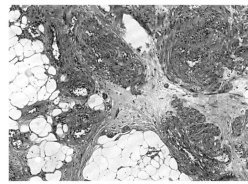

病理结果：面部血管平滑肌脂肪瘤（错构瘤）（HE，×10）

图 10-1-17 病理组织图

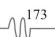

病例六

病史：患者，男性，42岁，左腕部肿物，无压痛，手掌无麻木感。超声检查见图 10-1-18，图 10-1-19。

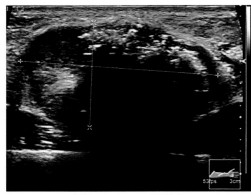
图 10-1-18　二维超声

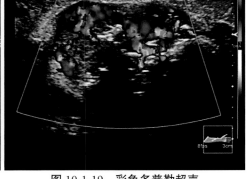
图 10-1-19　彩色多普勒超声

超声特征：皮下脂肪与肌层之间可见混杂回声团块，测值约 3.3 cm×2.0 cm×1.9 cm，边界清晰，内部回声不均匀，可见许多强回声钙化，该团块位于尺动脉与尺神经之间，并将尺动脉与尺神经分开，但尺神经连续性良好，彩色多普勒见该团块内部血流信号丰富，并与尺动脉密切相关。

病理图片（图 10-1-20）：

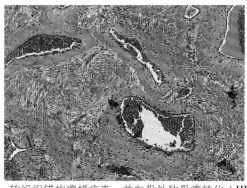

病理结果：软组织错构瘤样病变，并向骨外软骨瘤转化（HE，×10）
图 10-1-20　病理组织图

病例七

病史：患者，女性，61岁，左肩部肿物，无压痛，有轻度波动感。超声检查见图 10-1-21 至图 10-1-24。

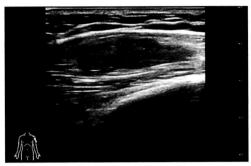

图 10-1-21 二维超声长轴切面

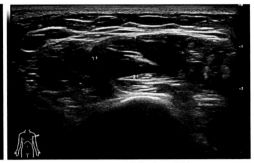

图 10-1-22 二维超声短轴切面

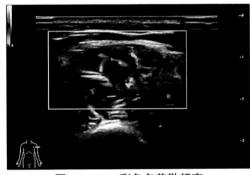

图 10-1-23 彩色多普勒超声

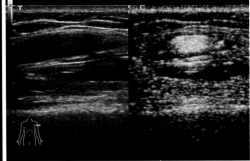

图 10-1-24 超声造影呈现不均匀高增强区

　　超声特征：左侧三角肌内肿物，呈低回声，大小约 4.5 cm×2.1 cm×0.93 cm，边界清晰，形态欠规则，内部回声欠均匀，以低回声为主，间杂少许纤维条索样高回声结构，团块后方回声增强，彩色多普勒可见不均匀分布的管条状血流信号，含动脉型频谱，流速约 12 cm/s，阻力指数 0.65。

　　病理图片（图 10-1-25）：

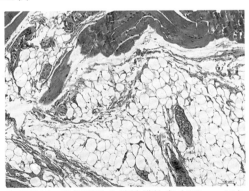

病理结果：肌间脂肪血管性错构瘤（HE，×10）

图 10-1-25 病理组织图

小结：

错构瘤一词最早由 Albrecht 提出，多数学者认为错构瘤不是真正的肿瘤，而是正常组织的错构组合与排列，近期有学者提出部分错构瘤属于血管周上皮样分化的间叶性肿瘤。该病变全身可见，分布广泛，如肺、肝、肾等，软组织内错构瘤亦不少见，发病年龄从婴幼儿至成年人均可发病，脂肪和钙化是错构瘤常见的特征性表现。

病理：错构瘤形态多样，且成分复杂，纤维组织、脂肪组织、血管及神经均可见，有时可见部分钙化及骨化表现。

超声诊断要点及鉴别诊断：目前少有文献对软组织错构瘤进行具体探讨，因其病变部位广泛，且形态多样，组织成分复杂，其超声表现不一，脂肪组织、血管、钙化、纤维组织在错构瘤中一般比较常见，超声表现为缓慢生长的肿块、边界多较清晰、形态规则或不规则、内部回声不均匀、彩色多普勒多数可见血流信号。其有时很难与血管瘤、软组织皮样囊肿、钙化性上皮瘤等相鉴别，当遇到成分复杂、生长缓慢、无痛性肿块时我们应该考虑到本病的可能。

预后：一良性肿瘤，一般手术切除很少复发。

（刘勋）

第十一章

未确定分化的肿瘤和瘤样病变

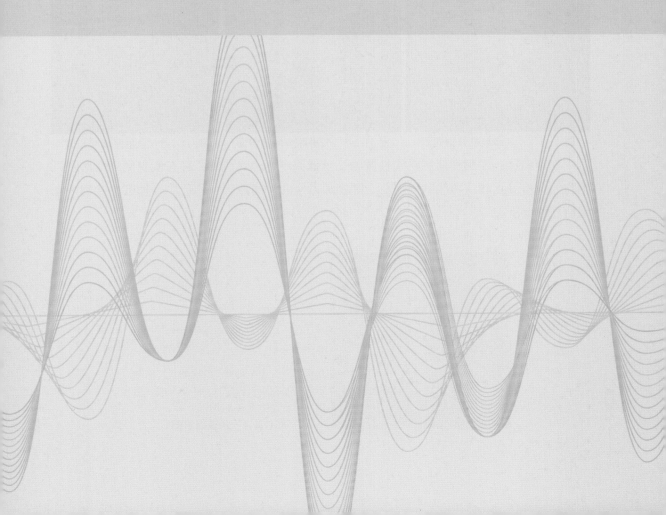

在软组织中有一部分肿瘤样病变无明确的分化方向，或者说是在人体中无相对应的正常细胞，但可成为独立的病理学类型，多数发病相对较少，病例积累仍在进行中。

超声对于这类疾病是否具有特异性诊断特征，还需较多病例的证实，在此本章仅结合文献及当前病例进行阐述，主要包括以下疾病：深部软组织肉芽肿、肿瘤样钙质沉着症、肌内黏液瘤、血管黏液瘤（浅表型和深部侵袭性）、软组织多形性透明变性血管扩张性肿瘤、滑膜肉瘤、上皮样肉瘤、腺泡状软组织肉瘤、尤文肉瘤。软组织内骨肉瘤比较少见，因篇幅过少，故加入本章进行叙述。

第一节　软组织肉芽肿性变

📋 病例一

病史：患者，男性，左胸壁肿物就诊，压痛明显，质硬，无波动感。超声检查见图 11-1-1 至图 11-1-3。

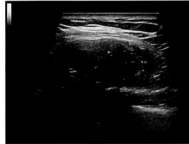 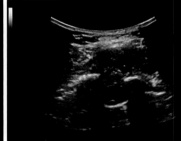 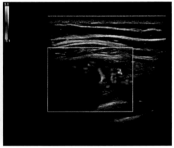

图 11-1-1　二维超声长轴切面　　图 11-1-2　二维超声短轴切面　　图 11-1-3　彩色多普勒超声

超声特征：左胸壁肌层内实性肿物，呈低回声，边界清晰，形态不规则，内部回声不均匀，可见点状及短线状强回声，肿物深方达肋骨间隙区，彩色多普勒可见肿物内血流信号较丰富。

病理图片（图 11-1-4）：

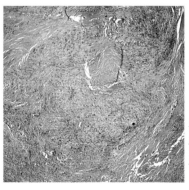

病理结果：（左胸壁）纤维增生，伴多核巨细胞及胆固醇结晶，并肉芽组织形成，符合异物反应（HE，×4）

图 11-1-4　病理组织图

📋 病例二

病史：患者，女性，41岁，左大腿后方肿物2年，轻微压痛，无波动感。超声检查见图11-1-5至图11-1-8。

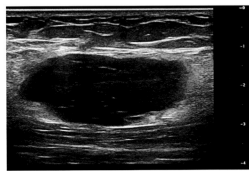

图11-1-5　二维超声纵断面

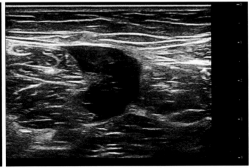

图11-1-6　二维超声横断面

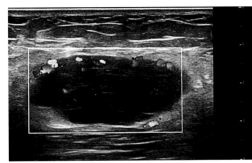

图11-1-7　彩色多普勒超声

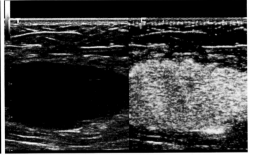

图11-1-8　超声造影呈现均匀高增强

超声特征：左大腿半膜肌内实性肿物，呈低回声，边界清晰，无包膜，形态不规则，可见浅分叶，内部回声欠均匀，可见线状高回声分隔样结构，该团块未侵及脂肪层，整体与周围组织分界清晰。彩色多普勒可见丰富血流信号，含动静脉型频谱，流速约8.0 cm/s，阻力指数0.38。

病理图片（图11-1-9）：

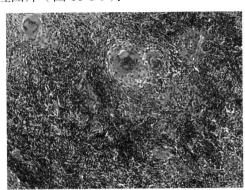

病理结果：结合组织学形态及免疫组化比较符合肉芽肿性病变，具体类型无法确定（HE，×10）

图11-1-9　病理组织图

免疫组化：CD1a（散在＋），CD68（＋），Ki-67（散在＋），S-100（散在＋），CD138（－），CD20（相应细胞＋），CD5（相应细胞＋），Mum-1（－）。

小结：

肉芽肿实际上不是一种单独的疾病类别，而是很多疾病都可以伴发的一个病理表现，如嗜酸细胞肉芽肿、颅骨肉芽肿、脂肪肉芽肿等，这类疾病发病目前无明显特异性表现，多数可由异物引起，该异物并非急性进入过程，而可能是在日常生活中缓慢接触所致。

病理：镜下表现为纤维增生，伴多核巨细胞、淋巴细胞浸润，也可见微小异物结构。

超声：关于软组织肉芽肿的病变报道比较少，根据本节病例一般表现为低回声、边界清晰、内部回声均匀或不均匀、彩色多普勒可见丰富血流信号或少量血流信号。

鉴别诊断：主要与肌内黏液瘤、侵袭性纤维瘤病、肌内血肿、结节性筋膜炎、脂膜炎及软组织肉瘤等相鉴别。

预后：良性病变，手术切除一般不复发。

（刘勋　李忠举）

第二节　肿瘤样钙质沉着症

📖 病例一

病史：患儿，男，8岁，耳郭肿物，质硬，无波动感。超声检查见图11-2-1，图11-2-2。

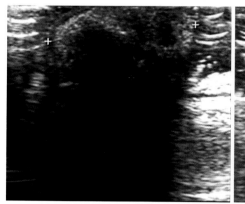　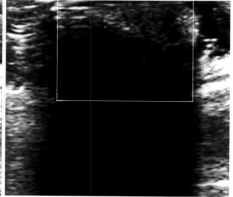

图 11-2-1　二维超声　　　　　　　图 11-2-2　彩色多普勒超声

超声特征：皮下浅层不均质回声肿物，范围约 2.2 cm×1.2 cm×1.1 cm，边界尚清晰，形态尚规则，其内低回声及强回声混杂分布，结构较致密，后方回声衰减，彩色多普勒未见血流信号。

病理图片（图11-2-3）：

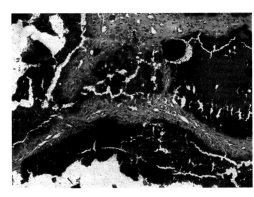

病理结果：符合瘤样钙质沉着症（HE，×10）

图 11-2-3　病理组织图

📖 病例二

病史：患者，男性，17 岁，臀部隆起性肿物，皮肤表面为红色，无压痛，皮温不高，无波动感。超声检查见图 11-2-4 至图 11-2-6。

超声特征：皮下浅层不均质回声肿物，范围约 2.1 cm × 1.9 cm × 0.9 cm，边界尚清晰，形态尚规则，其内低回声及强回声混杂分布，结构致密，后方回声衰减，彩色多普勒可见 "3" 字形血流信号。

患者体表外观见图 11-2-7。

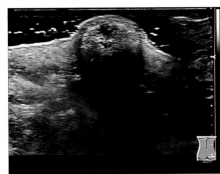

图 11-2-4　二维超声横断面

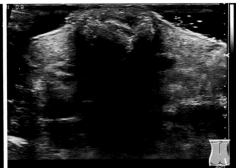

图 11-2-5　二维超声纵断面

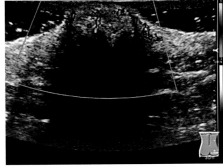

图 11-2-6　彩色多普勒超声

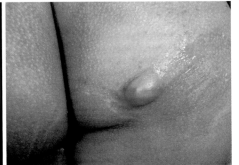

图 11-2-7　体表外观

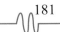

病理图片（图 11-2-8）：

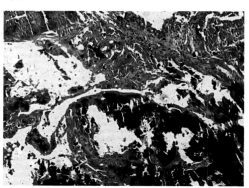

病理结果：钙质沉着伴巨细胞反应，符合瘤样钙质沉着症（HE，×10）

图 11-2-8　病理组织图

小结：

瘤样钙质沉着症（tumoral calcinosis，TC）是一种非肿瘤性的无定形钙盐沉积，周边围绕反应性的组织细胞和异物巨细胞。好发于大关节附近，特别是股骨大转子、臀部、肩肘等处，以青少年多见，约 1/3 病例具有家族性，多数病例伴有高磷酸盐血症，而血钙正常。

病理：肿块若不经治疗可继续增大，可达 30 cm，无包膜，质地较实，切面为致密纤维结缔组织组成的多个不规则囊性结构，囊内为灰白样物质（磷酸钙和碳酸钙的混合物）；分活动期和非活动期，可同时在同一病变内，活动期钙化物周围伴有巨噬细胞反应，非活动期没有巨噬细胞成分，仅有钙化物和致密纤维结缔组织。

超声：一般表现为逐渐增长的皮下近皮肤层致密团块，回声不均匀，低回声与强回声混杂分布，结构较致密，肿物边界清晰，后方回声衰减，彩色多普勒可见或未见血流信号。其主要与钙化性上皮瘤和错构瘤样病变鉴别，钙化性上皮瘤二维超声有时较难与 TC 鉴别，含有钙化的错构瘤样病变一般钙化多数较集中或粗大，此外 TC 一般多数会伴有高磷血症，血钙正常，这一点可以作为临床鉴别。

预后：良性病变，尽早手术切除，肿物体积过大会因切除不净而复发。

（刘勋）

第三节　肌内黏液瘤

病例

病史：患者，男性，56 岁，右侧腰背部肿物，质地软，边界尚清，活动差，大小约 4.5 cm×3 cm×1.5 cm，压痛阴性，波动感阳性。超声检查见图 11-3-1 至图 11-3-3。

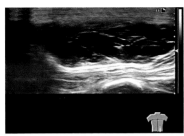 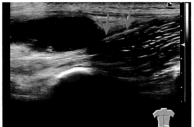 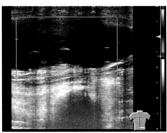

呈不均质低回声　　　　　　　呈"帽状"高回声（箭头）　　　　　　未见血流信号

图 11-3-1　二维超声长轴切面　　**图 11-3-2　二维超声短轴切面**　　**图 11-3-3　彩色多普勒超声**

超声特征：右侧腰背部竖脊肌内囊实性肿物，呈不均质低回声，内可见条索状高回声分隔，边界清晰，形态欠规则，内部结构较疏松，后方回声增强，探头加压时可变形，彩色多普勒未见血流信号。

病理图片（图 11-3-4）：

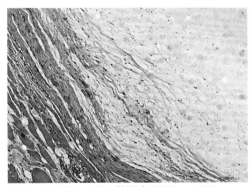

病理结果：肌内黏液瘤（HE，×10）

图 11-3-4　病理组织图

小结：

肌内黏液瘤（intramuscular myxoma，IM）是一种罕见的良性软组织肿瘤，属于未确定分化的肿瘤。肌内黏液瘤可能来源于原始间叶组织，并向纤维母细胞分化，这使纤维母细胞失去产生胶原的能力，但能产生透明质酸，故肌内黏液瘤内细胞少、血管少，富含大量黏液基质。好发于 40 ~ 70 岁，儿童及青年人罕见，多见于大腿、肩部、臀部及上臂的大肌肉。

病理：大体界线清晰，无包膜，可浸润附近的肌肉组织。镜下见少量的细胞和丰富的黏液样物质及疏松的网状纤维。肿瘤外围可有纤维假包膜，但不完整。

超声：肿块位于肌内，呈囊实性，内可见高回声分隔，肿块多边界清楚，形态规则或不规则，低回声区周边可见不完整的高回声环，即所谓的"亮环征"（肌内黏液瘤没有真正的包膜，只有不完整的假包膜，在病理上对应为黏液物质病灶处渗透至邻近肌层内，进而导致肌肉萎缩、水肿及脂肪组织浸润），肿物多数无血流信号。

其须与肌内血管瘤、肉瘤、神经源性肿物相鉴别：①肌内血管瘤，表现为肌层内杂乱回声肿物，边界欠清或不清，形态多不规则，内可见纡曲扩张的管状无回声，有时其内可合并弱回声血栓及强回声静脉石，挤压周围组织可见丰富血流信号；②深部肌层肉瘤，呈低回声肿物，生长较快，形态不规则，内实性成分较多，钙化、出血及囊变少见，肿块内血供较丰富；③肌层内神经源性肿物，边界清楚，形态规则，内部可见小片状无回声区，部分后方回声可增强，团块内可见无或少量点线状血流信号，其特点为团块两端与神经相延续。

预后：手术切除即可，一般无复发。

（高玉龙　刘勋）

● 第四节　血管黏液瘤

🖼 病例一

病史：患儿，女，11 岁，腹壁肿物，无压痛，表面红色。超声检查见图 11-4-1 至图 11-4-3。

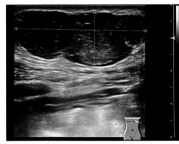 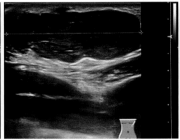 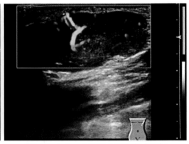

图 11-4-1　二维超声横断面　　　图 11-4-2　二维超声纵断面　　　图 11-4-3　彩色多普勒超声

超声特征：左胸壁皮下脂肪层实性肿物，呈低回声，边界清晰，形态欠规则，但边缘锐利，内部回声欠均匀，肿物后方回声增强，肿物浅方接近皮肤层，彩色多普勒可见较丰富血流信号。

病理图片（图 11-4-4）：

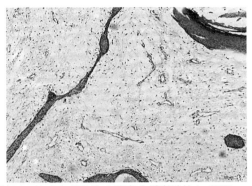

病理结果：浅表血管黏液瘤伴表皮样囊肿植入（HE，×10）

图 11-4-4　病理组织图

免疫组化：CD34 和 CD31（血管内皮细胞＋），CD68 和 CD117（散在＋），CK 和 S-100（－），Ki-67（偶见阳性细胞）。

📖 **病例二**

病史：患者，男性，48 岁，会阴部肿物，边界尚清，活动欠佳，质硬，不伴有疼痛出血，不伴有瘙痒，波动感阴性。超声检查见图 11-4-5，图 11-4-6。

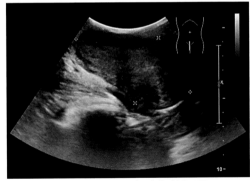 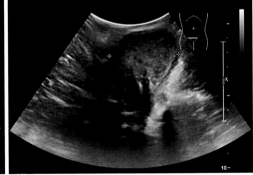

图 11-4-5　二维超声长轴切面　　　　**图 11-4-6　二维超声短轴切面**

超声特征：会阴部皮下实性肿物，大小约 8.9 cm×4.8 cm×4.9 cm，呈低回声，边界清晰，形态欠规则，内部回声不均匀，肿物深方达盆底。

病理图片（图 11-4-7）：

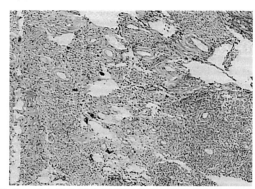

病理结果：（会阴）符合深部侵袭性血管黏液瘤（HE，×10）

图 11-4-7　病理组织图

免疫组化：S-100（＋），Desmin（－），Vim（＋），SMA（＋），CD34（＋），PR（＋），ER（＋），Ki-67（＜5%＋）。

小结：

血管黏液瘤（angiomyxoma）是一种罕见的软组织良性肿瘤，属于分化不确定的良性肿瘤，主要病理特征为在黏液样间质背景中见显著的血管成分，根据临床及病理特征的不同，可分为侵袭性血管黏液瘤（aggressive angiomyxoma，AAM）和浅表性血管黏液瘤（superficial angiomyxoma，SA）。浅表血管黏液瘤发生于浅表真皮或皮下组织，好发于成年人，以躯干、下肢和生殖区多见，浅表性血管黏液瘤可以成为 Carney 综合征的组成部分，当发生全身多部位浅表型血管黏液瘤时应考虑本病的可能。侵袭性血管黏液瘤一般发生于深部软组织，侵袭性生长，多见于 30～40 岁女性的盆腔及会阴部，其次为臀部、腹股沟区，缓慢生长，无症状，体积一般较大。

病理：质地柔软，切面呈胶冻样，镜下主要由黏液样间质及疏松分布的瘤细胞构成，黏液间质内散在胶原纤维及许多大小不一的血管。

超声：超声诊断不具有特征性表现，诊断主要依靠病理，根据病理基础浅表血管黏液瘤超声一般表现为低回声、边界清晰、内部回声不均匀、结构致密但质地较软、可伴有较多细密点状强回声及彩色多普勒可见较丰富血流信号，深部侵袭性血管黏液瘤可表现为实质性回声、形态不规则、质软、边界尚清、内回声致密不均、有时伴囊样间隙。其主要与肉瘤进行鉴别，因其罕见性超声并非首选提示病变。

预后：二者均可复发，多因切除不净所致。

（刘勋　魏玺）

第五节　软组织多形性玻璃样变血管扩张性肿瘤

病例

病史：患者，女性，21岁，左肘部肿物，质硬，无压痛，波动感阴性。超声检查见图 11-5-1 至图 11-5-3。

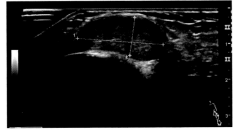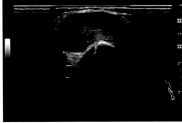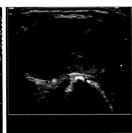

图 11-5-1　二维超声长轴切面　　图 11-5-2　二维超声短轴切面　　图 11-5-3　彩色多普勒超声

超声特征：左肘部皮下脂肪层内实性肿物，呈低回声，边界清晰，形态规则，内部回声均匀，肿物后方回声增强，肿物紧邻肘关节骨表面但未侵犯，彩色多普勒可见散在点状血流信号。

病理图片（图 11-5-4）：

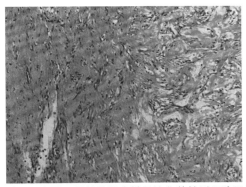

病理结果：富于薄壁血管伴间质透明变性、局灶黏液变性及液化的梭形细胞团组织中路，并见不规则裂隙，结合免疫组化倾向于软组织多形性玻璃样变血管扩张性肿瘤（HE，×10）

图 11-5-4　病理组织图

免疫组化：Vimentin（+），CD56（-），CD57（部分+），S-100（-），SMA（-），EMA（-），CD31（血管内皮+），CD34（血管内皮+），Ki-67（1%+），特殊染色 AB（+）。

小结：

软组织多形性玻璃样变血管扩张性肿瘤（pleomorphic hyalinizing angiectatic tumor of soft parts，PHAT）是一种罕见的发生于软组织内、瘤细胞分化方向未确定的中间性肿瘤，由 Smith 等人于 1996 年首次报道，男女发病无差异，多见于下肢，尤其是足踝部。

在临床上生长缓慢，常被误诊为血肿、血管瘤等。

病理：肿瘤无包膜，边界清楚，镜下见肿瘤由梭形细胞和多形性细胞组成，核分裂象罕见，肿瘤内可见扩张的薄壁血管结构。

超声：目前文献关于该病的影像学报道极少，依据病理学基础及本病例表现，可表现为低回声、边界清晰、形态规则、内部回声均匀、彩色多普勒可见血流信号，但无特异性。

鉴别诊断：主要与神经源性肿物、血管瘤、血肿、浅表血管黏液瘤及肉瘤等相鉴别，由于本病发病率罕见，当遇到类似肿物时应优先考虑该影像其他常见肿瘤性病变。

预后：本病采用扩大范围切除术，50%复发，但无转移。

（刘勋）

第六节　软组织内滑膜肉瘤

📋 病例一

病史：患者，男性，61岁，右足背肿胀疼痛，质硬，无波动感。超声检查见图11-6-1，图11-6-2。

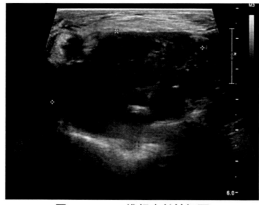
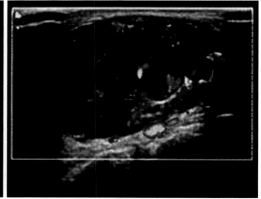

图11-6-1　二维超声长轴切面　　　　图11-6-2　彩色多普勒超声

超声特征：右足背皮下软组织内实性肿物，呈低回声，边界尚清，形态不规则，边缘局部成浸润状态，内部回声不均匀，可见无回声液化区及强回声钙化，肿物深方紧邻跖骨表面，部分与骨质表面分界欠清晰，彩色多普勒可见较丰富血流信号。

病理图片（图 11-6-3）：

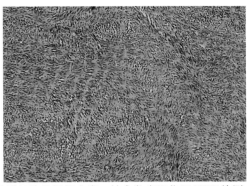

病理结果：（右足）高级别梭形细胞软组织肉瘤，结合免疫组化及 FISH 检测（*SS18* 基因异常分离）支持为滑膜肉瘤，断端（－）（HE，×10）

图 11-6-3 病理组织图

免疫组化：CK-pan（－），EMA（部分＋），CD99（＋），Bcl-2（＋），TLE1（＋），Ki-67（50%＋），S-100（－），SMA（－），Desmin（－），Vim（＋），CD34（－）。

🗒 **病例二** ▪▪▪

病史：患者，男性，51 岁，右前臂肿物，波动感，近期胀痛。超声检查见图 11-6-4 至图 11-6-6。

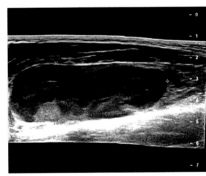 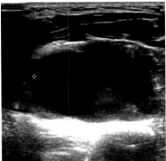 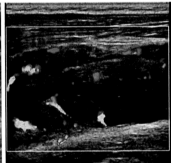

图 11-6-4 二维超声长轴切面 **图 11-6-5 二维超声短轴切面** **图 11-6-6 彩色多普勒超声**

超声特征：右前臂肌层内实性肿物，呈低回声，边界清晰，边缘形态不规则，局部呈浸润状态，周边组织局部回声增强，内部回声不均匀，彩色多普勒可见较丰富血流信号。

病理图片（图 11-6-7）：

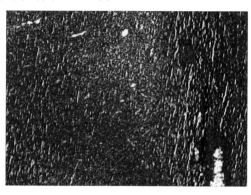

病理结果：（右前臂）高级别梭形细胞肉瘤，结合免疫组化考虑为滑膜肉瘤（HE，×10）

图 11-6-7　病理组织图

免疫组化：Bcl-2（+），TLE1（+），Ki-67（40%+），CK-pan（–），S-100（–），CD99（–），CD34（–），EMA（–），NSE（–），LCA（–）。

病例三

病史：患者，男性，35 岁，右下腹壁肿物，质硬，无波动感，轻度压痛。超声检查见图 11-6-8 至图 11-6-10。

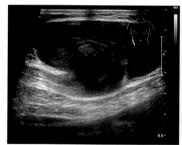
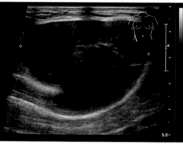
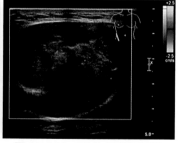

图 11-6-8　二维超声长轴切面　　图 11-6-9　二维超声短轴切面　　图 11-6-10　彩色多普勒超声

超声特征：右下腹壁深部软组织（肌层内）实性肿物，呈低回声，边界清晰，形态欠规则，内部回声不均匀，结构较致密，彩色多普勒可见"星点状"血流信号。

病理图片（图 11-6-11）：

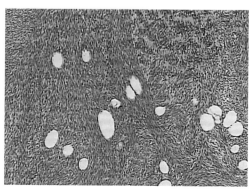

病理结果：（右下腹壁）结合免疫组化及 *SS18* 基因 FISH 检测支持为梭形细胞单相型滑膜肉瘤（HE，×10）

图 11-6-11　病理组织图

免疫组化：CK-pan（－），EMA（－），S-100（－），CD99（＋），CD34（－），TLE1（＋），Vim（＋），SMA（－），Nestin（－），STAT6（－）。

FISH 检测：*SS18* 基因异常分离。

小结：

滑膜肉瘤（synovial sarcoma）是软组织相对较常见的肉瘤之一，占软组织肉瘤的 7% ~ 10%，具有间叶和上皮双相性分化，多见于 20 ~ 30 岁青年人，好发于四肢大关节附近，以下肢膝关节最为多见，在临床上起病较隐匿，多表现为深部软组织内缓慢生长的肿块。尽管绝大多数滑膜肉瘤发生于大关节附近，但其组织发生与滑膜并无直接关系，而且部分肿瘤亦可见于人体内无滑膜区域。

病理：肿瘤体积一般较大，大体边界清晰，可见纤维性假包膜，可伴有出血、坏死及囊性变，镜下见双向分化的组织学特征，上皮样瘤细胞和梭形细胞 2 种瘤细胞常有移行。

超声：一般无特异性特征表现，超声比较符合肉瘤表现，表现为深部软组织内较大实性肿物，多呈低回声，边界清晰，形态不规则或欠规则，内部回声不均匀，可有无回声液化区及强回声钙化，彩色多普勒可见血流信号较丰富。

鉴别诊断：须与侵袭性纤维瘤病、肌内黏液瘤、肌间血管瘤、肌层内结节性筋膜炎相鉴别，当青年患者发生于关节旁位置肌层或肌腱周围低回声团块，一般体积较大，形态呈分叶状，可发生液化伴钙化，团块血流信号较丰富，此时应想到滑膜肉瘤的可能。

预后：恶性程度高，预后较差，目前多采用外科手术治疗，对于 >5.0 cm 肿物一般先化疗缩减范围再行手术切除。

（魏玺　刘勋）

第七节　上皮样肉瘤

病例一

病史：患者，男性，55 岁，右大腿肿物，质硬，无波动感，活动性差，大腿胀痛。超声检查见图 11-7-1 至图 11-7-3。

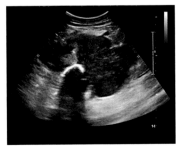　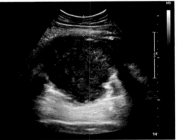　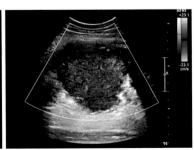

图 11-7-1　二维超声长轴切面　　图 11-7-2　二维超声短轴切面　　图 11-7-3　彩色多普勒超声

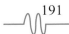

超声特征：右大腿肌层内实性肿物，范围约 9.3 cm×13.0 cm×8.2 cm，呈低回声，边界清晰，形态不规则，边缘呈波浪状，呈浸润状态，内部回声不均匀，肿物后方回声增强，深方紧邻股骨表面，彩色多普勒可见少量血流信号。

病理图片（图 11-7-4）：

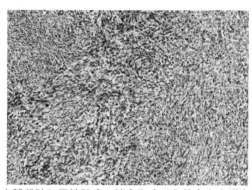

病理结果：（右大腿截肢）恶性肿瘤，结合免疫组化符合上皮样肉瘤（HE，×10）

图 11-7-4　病理组织图

免疫组化：CK-pan（＋），Vim（＋），Ki-67（40%＋），SMA（散在＋），Desmin（－），CD34（－），S-100（部分＋），SOX（－），Nestin（－），CD99（部分弱＋），Bcl-2（部分弱＋），TLE-1（－）。

病例二

病史：患者，男性，40 岁，左肘部肿物，质硬，无波动感，轻度压痛。超声检查见图 11-7-5 至图 11-7-7。

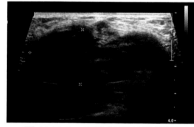 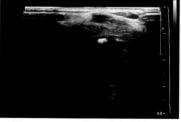 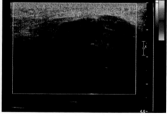

图 11-7-5　二维超声长轴切面　　**图 11-7-6　二维超声短轴切面**　　**图 11-7-7　彩色多普勒超声**

超声特征：左肘部肌层内实性肿物，呈低回声，范围约 5.0 cm×4.8 cm×2.0 cm，边界不清，形态不规则，边缘呈浸润状态，周边组织回声增强，内部回声不均匀，可见强回声钙化，彩色多普勒可见少量血流信号。

病理图片（图 11-7-8）：

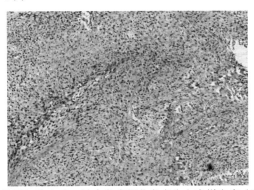

病理结果：梭形细胞肉瘤，结合免疫组化考虑为上皮样肉瘤（HE，×10）

图 11-7-8　病理组织图

免疫组化：CK（＋），VIM（＋），Ki-67（60%＋），CD34（灶性＋），TLE1（灶性＋），SMA（灶性＋），Desmin（－），CA125（灶性＋），S100（－），INI1（－）。

病例三

病史：患者，女性，60 岁，左臀部肿物，质硬，无压痛及波动感。超声检查见图 11-7-9 至图 11-7-11。

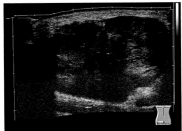 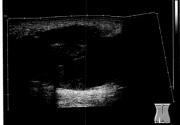 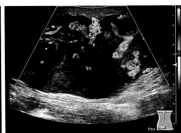

图 11-7-9　二维超声短轴切面　　图 11-7-10　二维超声长轴切面　　图 11-7-11　彩色多普勒超声

超声特征：左臀部深部软组织内实性肿物，呈低回声，范围约 7.7 cm×6.9 cm×5.4 cm，边界清晰，形态不规则，团块内部回声不均匀，其内侧端抵向会阴部，彩色多普勒团块内见丰富的血流信号，含低阻动脉性频谱。

病理图片（图 11-7-12）：

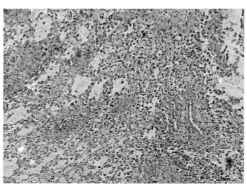

病理结果：（臀部肿物）软组织恶性肿瘤，结合免疫组化考虑为上皮样肉瘤（HE，×10）

图 11-7-12　病理组织图

免疫组化：CK（＋），EMA（部分＋），P40（小灶状＋），Vimentin（＋），CK5/6（－），Bcl-2（－），CD34（－），CD8（－），CD99（－），Desmin（－），HMB45（－），S-100（－），SMA（－），Ki-67（40%～60%＋）。

小结：

上皮样肉瘤（epithelioid sarcoma）是一种分化尚不明确的软组织恶性肿瘤，过去被误诊为"滑膜肉瘤"和"腱鞘肉瘤"，在临床上比较少见，约占软组织肉瘤 5%，分经典型和近端型 2 种，多发生于 10～40 岁人群，男性多于女性，经典型多见于四肢小关节旁，多位于浅表真皮或皮下，部分位于深部软组织，近端型多见于盆腔、会阴部、腹股沟及深部软组织内。

病理：肿瘤大体成多结节状，体积大小不等，无包膜，与周围分界不清，常见灶性坏死及出血；组织病理学特征为由胞质酸性的多角形、上皮样或梭形细胞构成不规则的肿瘤细胞团块。

超声：对于本病的诊断超声缺乏特异性，符合一般软组织肉瘤的超声表现，表现为体积较大、低回声、边界清晰或不清晰、形态不规则、内部回声不均匀、可见钙化及彩色多普勒可见较丰富血流信号。

鉴别诊断：本次病例主要发生于深部软组织内，主要与肌内黏液瘤、侵袭性纤维瘤病、肌内血管瘤、肌内结节性筋膜炎及肌肉内血肿相鉴别，对于浅筋膜层及皮肤内上皮样肉瘤缺乏经验，其特征需要进一步病例总结。

预后：手术切除是主要手段，5 年生存率 60%～80%，10 年生存率 40%～60%，容易发生转移，最常见转移部位是淋巴结和肺。

（魏玺　刘勋）

第八节　腺泡状软组织肉瘤

病例一

病史：患者，男性，左大腿外侧肿胀就诊，近期生长较快，无压痛及波动感，四肢肌力正常。超声检查见图 11-8-1 至图 11-8-3。

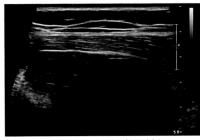 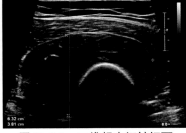 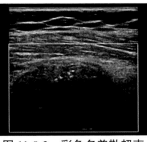

图 11-8-1　二维超声长轴切面　　图 11-8-2　二维超声短轴切面　　图 11-8-3　彩色多普勒超声

超声特征：左大腿外侧肌层实性肿物，呈低回声，范围约 5.0 cm×3.8 cm×2.5 cm，边界尚清，边缘形态欠规则，局部与肌肉分界欠清晰，内部回声不均匀，结构较致密，可见点状强回声，肿物深方紧邻股骨，但骨表面尚光整，彩色多普勒可见少许血流信号。

病理图片（图 11-8-4）：

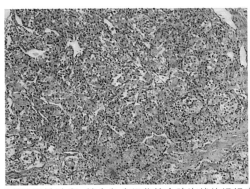

病理结果：（左大腿）恶性肿瘤，结合免疫组化符合腺泡状软组织肉瘤，切缘（-），基底（-）（HE，×10）

图 11-8-4　病理组织图

免疫组化：SMA（-），TFE3（+），Vimentin（散在+），Desmin（灶+），S-100（-），CD163（相应+），Myo-D1（-），Myogenin（-），Ki-67（约30%+），CK-pan（-），EMA（-），ALK（-），CD34（-），CD99（-），TLE1（-），MelanA（-），HMB-45（-），MiTF（-）；特殊染色：PAS（+）。

病例二

病史：患者，女性，65 岁，左侧腰背部肿物就诊，无压痛，质硬，无波动感，体表皮肤颜色正常。超声检查见图 11-8-5 至图 11-8-7 。

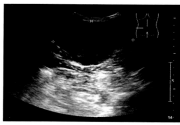

图 11-8-5　二维超声长轴切面　　　图 11-8-6　二维超声短轴切面

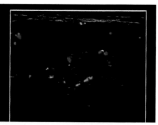

图 11-8-7　彩色多普勒超声

超声特征：左侧腰背部深方软组织内实性肿物，呈低回声，边界尚清，形态不规则，内部回声不均匀，肿物后方回声增强，彩色多普勒可见较丰富血流信号。

病理图片（图 11-8-8）：

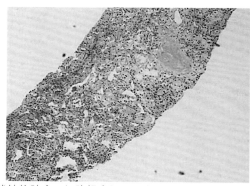

病理结果：腺泡状结构肿瘤，细胞轻度异型，考虑为腺泡状软组织肉瘤（HE，×10）

图 11-8-8　病理组织图

免疫组化：S-100（－），P63（－），Actin 横（±），Actin 平（－），Vim（－），Ki-67（<5%＋），CK 广（－），CK7（－），CK19（－），EMA（－）。

病例三

病史：患者，女性，46 岁，右下腹壁肿物就诊，质硬，无压痛及波动感，无皮肤颜色改变。超声检查见图 11-8-9 至图 11-8-11。

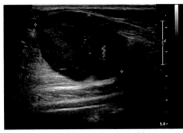 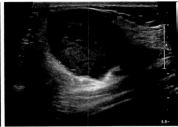 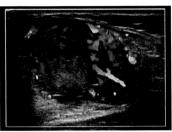

图 11-8-9　二维超声长轴切面　　　图 11-8-10　二维超声短轴切面　　　图 11-8-11　彩色多普勒超声

超声特征：右下腹壁肌层内梭形肿物，大部呈低回声，边界尚清，形态不规则，内部伴无回声液化区及点状强回声钙化，肿物后方回声增强，彩色多普勒可见丰富血流信号。

病理图片（图 11-8-12）：

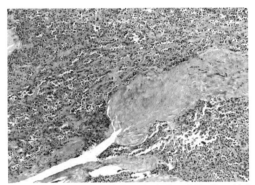

病理结果：（右腹壁）肉瘤，考虑为腺泡状软组织肉瘤，侧切缘及基底（－）（HE，×10）

图 11-8-12　病理组织图

免疫组化：EMA（灶＋），TFE3（＋），S-100（－），Myo-D1（－），Chr-A（－），Syn（－），CK广（－），CD31（血管＋），CD34（血管＋），Ki-67（10%＋），Desmin（－），Fli-1（－），Bcl-2（＋），Calertinin（－），CD99（－），Vim（±），Myogenin（－）。

小结：

腺泡状软组织肉瘤（alveolar soft part sarcoma，ASPS）是一种比较罕见的软组织恶性肿瘤，其分化方向尚不明确，好发于 15～35 岁青少年，多见于四肢和躯干，以大腿、小腿和臀部多见，肿瘤多位于深部肌肉组织内，体积多较大，临床症状主要为肿块缓慢生长、病程长、远期预后差，容易出现肺、骨、脑等部位的转移。

病理：肿瘤大体边界清楚，无包膜或有假包膜，可向肌肉内浸润生长，可见出血、坏死、囊性变及钙化，镜下见肿瘤组织由排列成腺泡状或器官样的瘤细胞巢组成。

影像学表现：ASPS 属于富血供型肿瘤，MR 图像具有大量血管流空信号和 T_1 加权高信号并存的特征性表现。目前超声报道较少，一般表现为深部软组织内较大实性肿物，以低回声为主，边界尚清晰，形态多数不规则，可浸润周围肌层结构，可有无回声液化区及钙化，肿物后方回声增强，彩色多普勒多数可见丰富血流信号。

鉴别诊断：主要与侵袭性纤维瘤病（韧带样纤维瘤病）、肌间脂肪瘤、肌间血管瘤及肌内黏液瘤鉴别，在此需要提及与其他类型肉瘤的鉴别，二维超声有时比较难以分辨具体的肉瘤种类，但 ASPS 一般为生长缓慢的肿瘤，病程较长。

预后：手术切除是首选，切除后很少复发，但远期容易发生远处转移，且术后放化疗效果均不明显，所以超声若能尽早发现此类肿瘤对于患者的预后会有较大的临床意义。

（魏玺　冯一星）

● 第九节　尤文肉瘤

🖥 病例一 ▰▰▰

病史：患者，女性，26 岁，因发现右上肢肿胀就诊，无压痛，上肢肌力正常，既往体健、无恶性病史，家族无恶性病史，实验室检查正常。超声检查见图 11-9-1 至图 11-9-4。

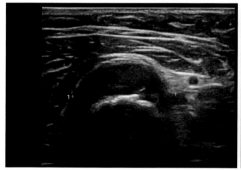
图 11-9-1　二维超声短轴切面

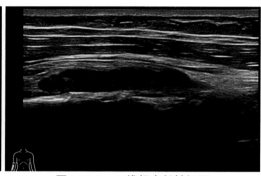
图 11-9-2　二维超声长轴切面

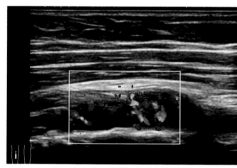
图 11-9-3　彩色多普勒超声

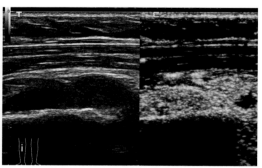
图 11-9-4　短轴超声造影图像

超声特征：右桡骨周围肌层内实性肿物，呈低回声，边界局部不清，形态不规则，边缘呈浸润状侵犯肌肉，深方桡骨周围骨皮质表面不规整（被侵蚀形态）。彩色多普勒可见血流较丰富，动脉性频谱，呈高阻型。超声造影显示呈不均匀高增强模式（伴有液化坏死无增强区）。

病理图片（图 11-9-5）：

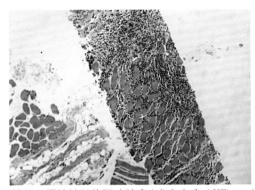

病理结果：原始神经外胚叶肿瘤／尤文肉瘤（HE，×10）

图 11-9-5　病理组织图

免疫组化：CD99（+），Desmin（−），LCA（−），S-100（−），Myogenin（−），CD20（−），CD3（−），Myoglobin（−），Ki-67（index30%+）。

病例二

病史：患儿，男，7 岁，左大腿肿物，边界尚清，压痛阴性，大小约 5.6 cm×3.6 cm×2.8 cm。超声检查见图 11-9-6 至图 11-9-8。

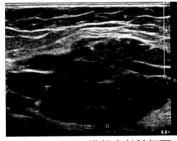 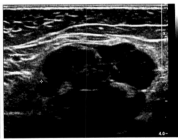 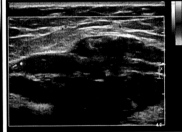

图 11-9-6　二维超声长轴切面　　图 11-9-7　二维超声短轴切面　　图 11-9-8　彩色多普勒超声

超声特征：左大腿内侧皮下脂肪层内实性低回声肿物，边界清晰，形态欠规则，内部回声不均匀，可见线状高回声分隔，最大范围约 5.6 cm×3.6 cm×2.8 cm，彩色多普勒肿物内可见散在星点状血流信号。

病理图片（图 11-9-9）：

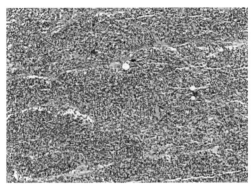

病理结果：（左大腿）小圆细胞恶性肿瘤，结合病史、免疫组化及 FISH 检测结果，支持为原始神经外胚层肿瘤（PNET）/ 骨外尤文肉瘤复发，环周切缘及基底（－）（HE，×10）

图 11-9-9　病理组织图

免疫组化：CD99（＋），Syn（灶＋），Fli-1（－），CD34（－），CKpan（－），Myogenin（－），Myo-D1（－），Desmin（－），CD43（－），Ki-67（40%＋）。FISH 检测：$EWSR1$ 基因异常分离。

病例三

病史：患者，女性，28 岁，左腹股沟骨外尤文肉瘤术后，压痛阴性，边界尚清，大小约 3.4 cm×2.8 cm×1.3 cm。超声检查见图 11-9-10 至图 11-9-12。

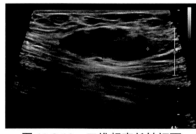 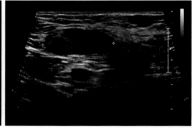 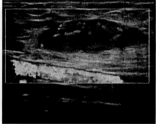

图 11-9-10　二维超声长轴切面　　**图 11-9-11　二维超声短轴切面**　　**图 11-9-12　彩色多普勒超声**

超声特征：右腹股沟区实性肿物，边界清晰，形态欠规则，回声欠均匀，大小约 3.4 cm×2.8 cm×1.3 cm，彩色多普勒可见丰富血流信号。

病理图片（图 11-9-13）：

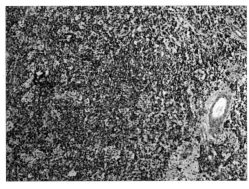

病理结果：（左腹股沟肿物）小圆细胞恶性肿瘤，结合免疫组化考虑为骨外尤文肉瘤，切缘及基底均（－）（HE，×10）

图 11-9-13　病理组织图

免疫组化：CD99（＋），Fli-1（－），CyclinD1（＋），TLE-1（－），Myo-D1（－），Myoglobin（－），Desmin（－），Ki-67（约 50%+），S-100（－），INI-1（＋）。

小结：

尤文肉瘤简称尤文瘤，是一种高度恶性的间叶性肿瘤，又称小圆形细胞恶性肿瘤。该肿瘤既可以起源于骨内，亦可以起源于软组织内，且骨内尤文肉瘤也可以侵犯周围软组织形成软组织包块。按 WHO 统计，骨内尤文肉瘤占原发恶性骨肿瘤的 6%～8%，是仅次于骨肉瘤发生于儿童的第二大原发恶性骨肿瘤，发病高峰年龄为 10～20 岁，约 80%的患者 20 岁以下，在青少年中是仅次于成骨肉瘤的常见原发性恶性骨肿瘤，患者男女比例约为 1.4：1，发病部位广泛，多发生于骨干或干骺端；骨外尤文肉瘤（软组织内尤文肉瘤）多见于 10～30 岁人群，男性多见，在临床上表现为深部迅速生长的软组织肿块。

病理：尤文肉瘤镜下见大量形态、大小一致的小圆形细胞，小圆细胞被纤维血管组织分隔成分叶状或结节状。

超声：骨内尤文肉瘤向外侵犯形成软组织包块时，超声特征可表现为：①病变沿骨长轴扩展，骨皮质呈虫蚀样改变；②骨膜反应明显，可表现为多层状，可见 Codman 三角；③包绕病变骨可见实性低回声组织肿块，血流丰富，肿块内可取到高阻的动脉血流频谱。对于软组织内骨外尤文肉瘤影像学报道鲜有，其超声多类似肉瘤表现，一般表现为深部软组织肿块、体积偏大、低回声、边界清晰、形态不规则（浸润性生长）、内部回声不均匀及彩色多普勒显示较丰富血流信号。笔者认为深部软组织尤文肉瘤可以侵犯骨质，而骨内尤文肉瘤也可以侵犯深部软组织，超声分辨其来源比较困难。主要与深部软组织血肿、肌内黏液瘤、肌内结节性筋膜炎及侵袭性纤维瘤病等相鉴别。

预后：本肿瘤对于放疗及化疗比较敏感，但 5 年生存率较低。

（魏玺　刘勋　冯一星）

第十节　软组织内骨肉瘤

病例一

病史：患者，女性，64岁，左股后肿物，边界尚清，增大迅速，伴有疼痛，大小约6.0 cm×4.2 cm×3.3 cm。超声检查见图11-10-1至图11-10-3。

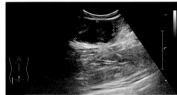
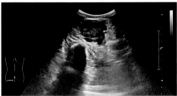
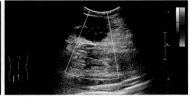

图 11-10-1　二维超声纵断面　　图 11-10-2　二维超声横断面　　图 11-10-3　彩色多普勒超声

超声特征：左大腿肌层内较大实性肿物，呈低回声，大小约6.0 cm×4.2 cm×3.3 cm，边界清晰，形态不规则，边缘呈浸润性生长表现，内部回声不均匀，彩色多普勒可见少量血流信号。

病理图片（图11-10-4）：

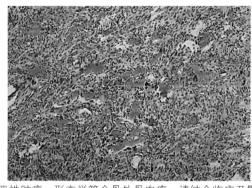

病理结果：（左股后）恶性肿瘤，形态学符合骨外骨肉瘤，请结合临床及影像学检查（HE，×10）

图 11-10-4　病理组织图

免疫组化：Vim（＋），SMA（－），Desmin（－），S-100（－），CD34（－），Bcl-2（部分细胞＋），CD99（－），CK-pan（散在细胞＋），EMA（－），Ki-67（热区>40%＋），CD57（部分细胞＋），NF（－）。

病例二

病史：患者，男性，64岁，右大腿肿物，压痛阴性，边界尚清，大小约7.7 cm×5.9 cm×4.4 cm。超声检查见图11-10-5至图11-10-7。

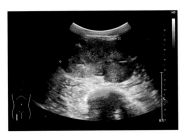　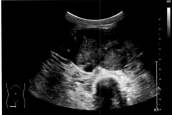　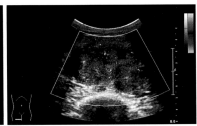

图 11-10-5　二维超声纵断面　　图 11-10-6　二维超声横断面　　图 11-10-7　彩色多普勒超声

超声特征：右大腿中上前内侧肌层内实性肿物，呈低回声，大小约 7.7 cm × 5.9 cm × 4.4 cm，边界尚清，形态欠规则，内部回声不均匀，彩色多普勒可见较丰富血流信号。

病理图片（图 11-10-8）：

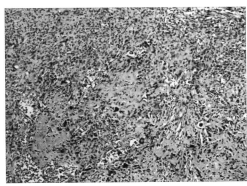

病理结果：（右大腿）高级别肉瘤，结合免疫组化符合骨外骨肉瘤，请结合临床及影像学检查，切缘（－）（HE，×20）

图 11-10-8　病理组织图

免疫组化：SATB-2（＋），S-100（相应＋），Vim（＋），CD34（－），CD57（部分＋），SMA（－），Desmin（－），MDM-2（－）。

📟 病例三 ▰▰▰

病史：患者，女性，26 岁，左小腿肿胀疼痛，质硬，活动性差。超声检查见图 11-10-9 至图 11-10-12。

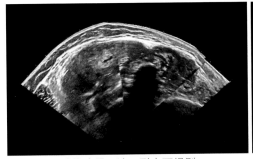　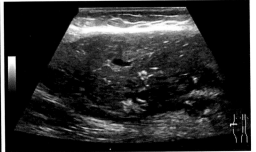

肿物边界不清，形态不规则　　　　　　凸阵探头

图 11-10-9　二维超声横断面宽景成像　　图 11-10-10　二维超声纵断面

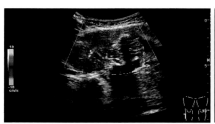

图 11-10-11　彩色多普勒超声

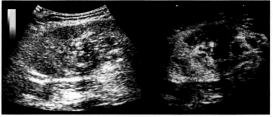

图 11-10-12　超声造影呈现不均匀高增强模式

超声特征：小腿肌层内实性肿物，边界不清，形态不规则，边缘呈浸润状态，周边组织回声轻度增强，内部可见许多粗大强回声钙化，并可见小片状无回声区，彩色多普勒可见散在血流信号，为高阻性血流频谱。该肿物侵犯比目鱼肌、腓骨肌、腓肠肌外侧部分，围绕腓骨上段，腓骨表面不规整。

病理图片（图 11-10-13）：

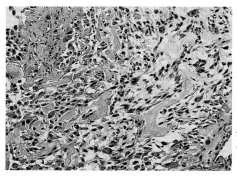

病理结果：（右小腿）符合软骨型骨肉瘤，坏死约 10%（HE，×20）

图 11-10-13　病理组织图

免疫组化：S-100（个别 +），Ki-67（约 30%+），SATB-2（+）。

小结：

骨肉瘤是一种高度恶性的肿瘤，以肿瘤细胞产生肿瘤样骨样组织为特征，可分为骨内骨肉瘤和骨外骨肉瘤，本节仅介绍骨外骨肉瘤，非常少见，占软组织肉瘤比例小于1%，多见于中老年人，男性多于女性。

病理：骨外骨肉瘤与发生于骨内的骨肉瘤相似，以产生肿瘤样骨样组织、骨组织及软骨组织为特征，可分为纤维母细胞型、骨母细胞型和软骨母细胞型。

影像学：骨外软组织内骨肉瘤多表现为软组织内体积较大实性肿块、形态不规则、可伴有囊性变及钙化、血流信号较丰富，符合一般肉瘤超声表现，但当骨内骨肉瘤侵犯骨质时也可形成深部软组织肿块，此时很难区分是软组织骨肉瘤侵犯骨内还是骨内骨肉瘤侵犯软组织。

鉴别诊断：主要与深部软组织血肿、肌内黏液瘤、肌内结节性筋膜炎、侵袭性纤维瘤病等鉴别。

预后：恶性度较高，容易复发和转移，5 年生存率低。

（刘勋　魏玺　冯一星）

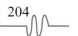

第十二章

未分化/未分类肉瘤

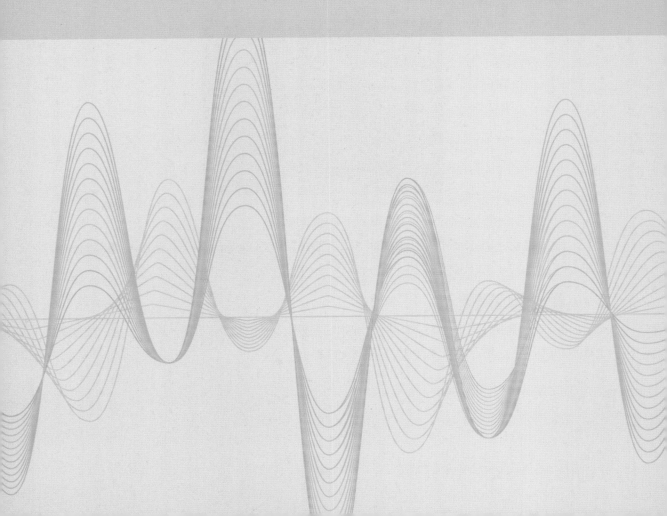

📷 病例一

病史：患者，女性，67岁，右大腿肿物，无压痛，近期突然增大。超声检查见图 12-1-1 至图 12-1-3。

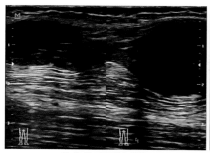

肿物呈"哑铃状"

图 12-1-1　二维超声长轴切面

边缘形态不规则

图 12-1-2　二维超声短轴切面

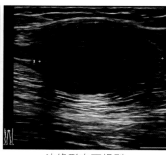

较丰富血流信号

图 12-1-3　彩色多普勒超声

超声特征：大腿肌层内实性肿物，呈低回声，边界尚清晰，边缘形态不规则，呈浸润状态，内部回声不均匀，后方回声增强，彩色多普勒可见较丰富血流信号。

病理图片（图 12-1-4）：

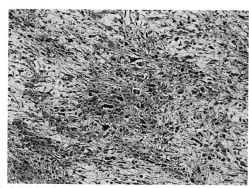

病理结果：（左大腿）恶性纤维组织细胞瘤（多形性未分化肉瘤）（HE，×20）

图 12-1-4　病理组织图

免疫组化：Vimentin（＋），CD68（＋），CD56（－），Desmin（－），S-100（局部弱＋），SMA（－），Ki-67（30%＋）。

📷 病例二

病史：患者，男性，58岁，胸壁肿物，质硬，无压痛及波动感，皮温正常，皮肤表面颜色无异常。超声检查见图 12-1-5，图 12-1-6。

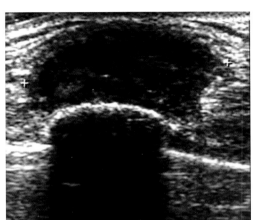
图 12-1-5 二维超声

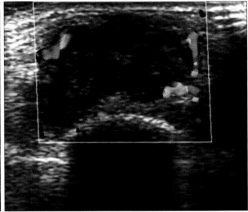
图 12-1-6 彩色多普勒超声

超声特征：胸壁皮下深层（肌层）实性肿物，呈低回声，边界清晰，形态不规则，内部回声不均匀，彩色多普勒可见较丰富血流信号。

病理图片（图 12-1-7）：

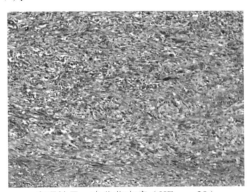

病理结果：未分化肉瘤（HE，×20）
图 12-1-7 病理组织图

免疫组化：CK（ - ），Bcl-2（ - ），CD34（血管内皮 + ），Myogenin（散在 + ），Myoglbin（散在弱 + ），SMA（部分 + ），STAT6（ - ），Desmin（部分 + ），Calretinin（ - ），HBME-1（ - ），S-100（ - ），Ki-67（＜20% + ）。

小结：

未分化/未分类肉瘤是 2013 版软组织肿瘤 WHO 分类中最新确立的一种单独种类，过去的"恶性纤维组织细胞瘤"这一名词已经被废弃，该类肉瘤共分 5 个亚型：未分化圆形细胞肉瘤、未分化梭形细胞肉瘤、未分化多形性肉瘤、未分化上皮样肉瘤和未分化肉瘤。该类肉瘤可发生在全身任何部位，但大部分位于深部软组织，未分化多形性肉瘤多常见于老年人。

病理：未分化／未分类肉瘤属于一种排除性肿瘤，即在诊断前必须排除其他类型肿瘤，再加上其分型较多，在病理上并无特异性表现。

超声：一般表现为体积较大、位于深部软组织、边界较清晰、形态不规则、内部回声不均匀、血流信号较丰富；与大部分软组织肉瘤表现相似，其主要与韧带样纤维瘤病、肌内型结节性筋膜炎、肌内黏液瘤等相鉴别。

预后：手术切除，5 年无转移生存率较高，发生转移者生存率较低。

（刘勋）

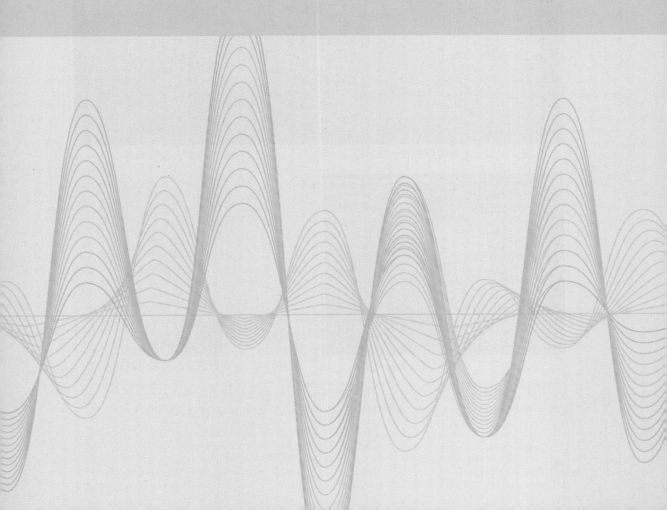

第十三章

软组织内非软组织源性病变

浅表软组织疾病超声诊断与病理对照图谱

　　绝大多数软组织肿瘤和瘤样病变主要来源于软组织细胞，包括纤维细胞、纤维母细胞、纤维组织细胞、脂肪细胞、血管、神经、肌肉和软骨等，但也可见少数非软组织来源的病变发生在软组织内，在临床上易被误诊为软组织病变。

　　本章主要介绍腱鞘囊肿和滑膜囊肿、甲状舌管囊肿、鳃裂囊肿、颈动脉体瘤、继发软组织子宫内膜异位灶、原发软组织内子宫内膜异位症、恶性黑色素瘤、软组织转移性癌、软组织 Rosai-Dorfman 病。

● 第一节　腱鞘囊肿与滑膜囊肿

📖 病例一

病史：患者，男性，42 岁，厨师。超声检查见图 13-1-1 至图 13-1-3，穿刺后囊液见图 13-1-4。

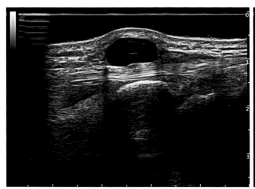

图 13-1-1　二维超声囊肿长轴切面

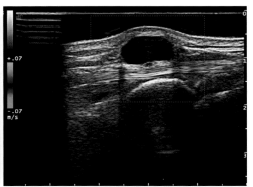

图 13-1-2　彩色多普勒超声

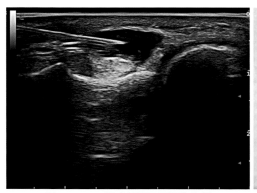

图 13-1-3　超声引导下囊肿穿刺

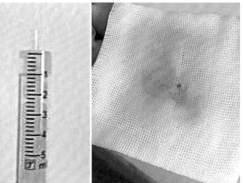

图 13-1-4　穿刺后囊液为淡黄色黏稠液体

　　超声特征：右腕关节背侧皮下指伸肌腱旁囊性包块，边界清晰，形态规则，内部为无回声，囊性包块与指伸肌腱腱鞘紧贴，彩色多普勒可见较丰富血流信号。

210

病例二

病史：患者，男性，45 岁，职业吉他手。超声检查见图 13-1-5 至图 13-1-8，穿刺后囊液见图 13-1-9。

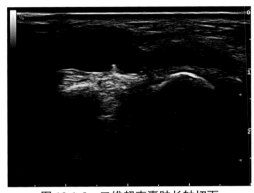
图 13-1-5 二维超声囊肿长轴切面

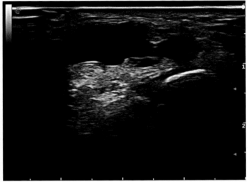
图 13-1-6 二维超声囊肿短轴切面

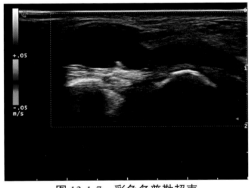
图 13-1-7 彩色多普勒超声

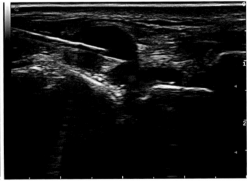
图 13-1-8 超声引导下囊肿穿刺

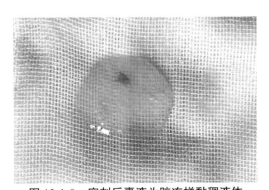
图 13-1-9 穿刺后囊液为胶冻样黏稠液体

超声特征：左侧腕关节背侧见囊性包块，边界清晰，囊肿一侧可见狭长形无回声蒂与腕关节腔交通，彩色多普勒内未见明显血流信号。

小结：

腺鞘囊肿是囊液积聚在关节附近向外隆起形成的囊性包块，囊液可来源于肌腱、腱鞘、韧带，也可来源于关节滑膜或滑囊组织，甚至半月板、软骨或神经束膜等。大部分腺鞘囊肿常无明显的临床症状，当囊肿逐渐增大压迫周围组织或神经时，会引起疼痛等症状。

病理：腺鞘囊肿为假性囊肿，囊肿内壁内衬纤维组织，滑膜囊肿为真性囊肿，囊肿内壁内衬滑膜组织。长期慢性劳损导致关节囊薄弱、关节纤维结缔组织退变、韧带松弛与囊肿形成密切相关。

超声表现：腺鞘囊肿常位于关节外圆形或椭圆形无回声区，边界清晰，常位于肌腱腱鞘一侧或包绕肌腱，可伴分隔，彩色多普勒囊肿内未见血流信号或囊壁可见血流信号。滑膜囊肿也常为与关节外的无回声区，常能见到纤曲无回声或低回声狭小管腔与关节腔互通，呈藕节样改变，最典型滑膜囊肿为腘窝囊肿。

鉴别诊断：主要与腺鞘巨细胞瘤、神经鞘瘤、血管瘤、骨囊肿等相鉴别，关节或肌腱、腱鞘周围囊性无回声区伴后壁回声增强是腺鞘囊肿特征性超声表现，部分病灶表浅图像欠清晰的，可在肿块皮肤表面垫一耦合垫，图像清晰后帮助鉴别诊断。

治疗：对于无症状的腺鞘可定期随访观察，部分囊肿通过关节制动、休息后可消失，当出现囊肿增大压迫或影响外观等症状时，可行超声引导下穿刺抽液联合针刺囊壁开窗引流，并予以注射类固醇激素。肌腱反复摩擦运动产生炎症、渗出是手腕部腺鞘囊肿最主要的病理基础之一，因此，如何有效降低其无菌性炎症是治疗的关键。对于位于肌腱、腱鞘、韧带周边的囊肿，往往炎症相对较局限，病因单一，以慢性劳损为主，针刺松解和局部类固醇激素注射控制其炎症相对容易。而与关节腔相同的滑膜囊肿，关节内炎症病因复杂，常以骨性关节炎、类风湿性关节炎、痛风性关节炎等为主，针刺松解和局部类固醇激素注射滑膜疝出部分囊肿往往较难控制其基础疾病，容易复发。

预后：腺鞘囊肿与滑膜囊肿易复发，一般超声引导微创治疗后复发者，可行外科手术完整切除囊肿鞘膜，但也容易复发，可能与肌腱、腱鞘、关节腔内炎症的程度密切相关。

（徐华军）

● 第二节　甲状舌管囊肿

🖥 病例一

病史：患者，女性，30 岁，颈部正中肿物，轻微压痛，有异物感。超声检查见图 13-2-1，图 13-2-2。

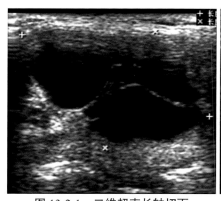

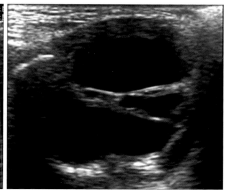

图 13-2-1　二维超声长轴切面　　　　图 13-2-2　二维超声短轴切面

超声特征：颈部正中舌骨与甲状软骨之间见不规则囊性包块，约 3.4 cm × 2.7 cm，边界清晰，内间高回声分隔，彩色多普勒未见血流信号。

病理图片（图 13-2-3）：

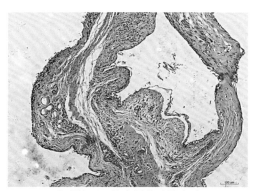

病理结果：符合甲状舌管囊肿

图 13-2-3　病理组织图

📷 病例二

病史：患者，女性，39 岁，颈部肿物，有压痛，波动感阳性。超声检查见图 13-2-4 至图 13-2-6。

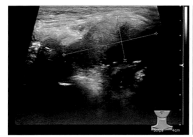

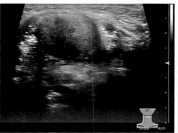

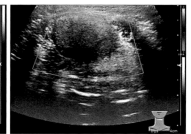

图 13-2-4　二维超声长轴切面　　图 13-2-5　二维超声短轴切面　　图 13-2-6　彩色多普勒超声

超声特征：颈部正中舌骨与甲状软骨之间见弱回声包块，范围约 3.0 cm × 1.5 cm，包膜完整，内部呈密集点状，探头加压时伴有轻微流动，彩色多普勒未见血流信号。

病理图片（图 13-2-7）：

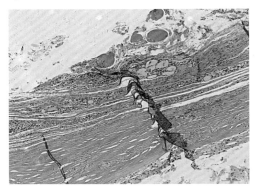

病理结果：甲状舌管囊肿（HE，×10）

图 13-2-7 病理组织图

📖 **病例三** ▪▪▪

病史：患者，男性，62 岁，颈部肿物，压痛，轻微波动感。超声检查见图 13-2-8，图 13-2-9。

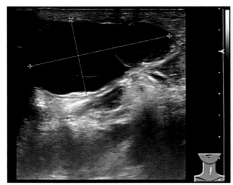 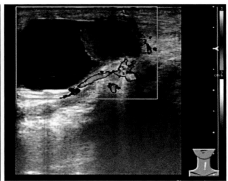

图 13-2-8 二维超声   **图 13-2-9 彩色多普勒超声**

超声特征：颈部正中偏左见囊实性团块（以囊性为主），范围约 3.1 cm × 1.8 cm，边界清晰，包膜完整，囊性区伴高回声分隔，肿物下极紧邻甲状腺峡部锥状叶，上极达舌骨下缘，彩色多普勒未见血流信号。

病理图片（图 13-2-10）：

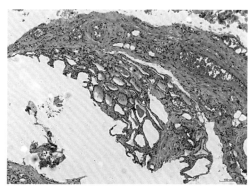

病理结果：甲状舌管囊肿伴局部软骨化（HE，×10）

图 13-2-10 病理组织图

📖 **病例四** ▰▰▰

病史：患儿，女，2 岁，颈部肿物，无压痛，有波动感。超声检查见图 13-2-11，图 13-2-12。

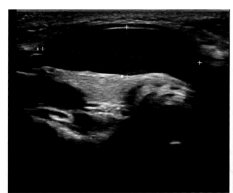

图 13-2-11 二维超声长轴切面

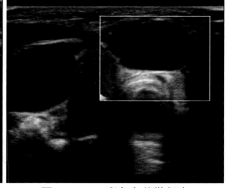

图 13-2-12 彩色多普勒超声

超声特征：颈部正中皮下见无回声包块，范围约 2.8 cm×1.8 cm×0.9 cm，边界清晰，包膜完整，内部回声均匀，彩色多普勒未见血流信号。

病理图片（图 13-2-13）：

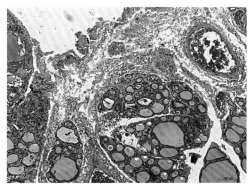

病理结果：甲状舌管囊肿（HE，×10）

图 13-2-13 病理组织图

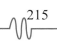

小结：

甲状舌管囊肿为胎儿发育期甲状舌管退化不全，残余上皮的分泌物聚集而成，是颈部最常见的囊性肿物，男性多于女性，多数在儿童和青少年发病，因其独特的发病位置临床诊断相对较易。

影像学：超声检查结合其发病位置具有特异性，若无炎症表现时一般表现为舌管下方、甲状腺上方的无回声或细密弱回声，边界清晰，形态规则，单房或多房，囊壁不厚，彩色多普勒多数未见血流信号；若伴发炎症时，表现为不纯弱回声或局部低回声、边界不清晰、形态欠规则、周边组织回声可增强、内可伴钙化、囊壁不均匀增厚、彩色多普勒囊壁可见血流信号。

鉴别诊断：主要与鳃裂囊肿、皮样囊肿、表皮样囊肿、化脓性炎性包块相鉴别。

预后：良性病变，手术切除，若炎症期明显时手术复发率较高，故超声在术前提示是否感染具有较高临床价值。

（刘勋　王延佳）

第三节　鳃裂囊肿

病例一

病史：患者，男性，26岁，左颈中上部肿物，质软，边界清晰，活动差，大小约 6.0 cm×4.5 cm，压痛阴性，波动感阳性。超声检查见图 13-3-1，图 13-3-2。

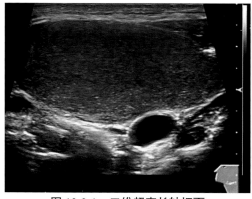

图 13-3-1　二维超声长轴切面

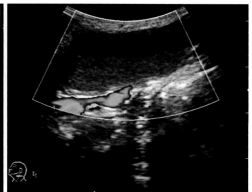

图 13-3-2　彩色多普勒超声

超声特征：左侧颈部胸锁乳突肌上 1/3 内下方、颌下腺外侧、颈动脉前方（颈动脉三角内）弱回声包块（稠密液性回声），范围约 7.0 cm×4.9 cm×3.0 cm，边界清晰，可见包膜，内部回声均匀，彩色多普勒未见明显血流信号。

病理图片（图 13-3-3）：

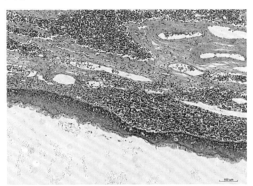

病理结果：符合鳃裂囊肿（HE，×10）

图 13-3-3　病理组织图

📷 **病例二**

病史：患者，女性，69 岁，腮腺肿物，质地较软，边界清晰，活动差，大小约 2.5 cm×1.5 cm，压痛阴性，波动感阳性。超声检查见图 13-3-4，图 13-3-5。

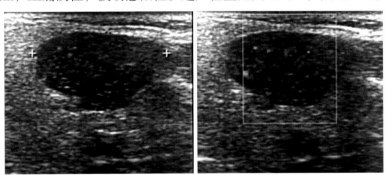

图 13-3-4　二维超声长轴切面　　　**图 13-3-5　彩色多普勒超声**

超声特征：左侧腮腺下极实质内弱回声结节，大小约 2.5 cm×1.5 cm，边界清晰，内呈细密点状回声，加压可见内容物流动，彩色多普勒未见明显血流信号。

病理图片（图 13-3-6）：

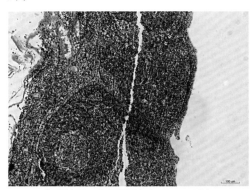

病理结果：鳃裂囊肿（HE，×10）

图 13-3-6　病理组织图

小结：

鳃裂囊肿（branchial cyst）是一种常见的头颈部先天性畸形。好发年龄为 20 ～ 40 岁。其发病机制目前尚存争议，大多数学者认为是由于胚胎时期鳃裂结构的遗存所引起。由于鳃裂的胚胎发育过程及位置不同，鳃裂囊肿分为四型，其中以第二鳃弓来源的最常见。

病理：大体界线清晰，有包膜，不浸润附近的肌肉组织。第一鳃裂囊肿及第二鳃裂囊肿以鳞状上皮衬里多见，部分可见柱状上皮；第三、第四鳃裂囊肿以柱状上皮衬里多见。

超声：肿块多位于头颈部，第一鳃裂囊肿多位于腮腺区及下颌角以上，第二鳃裂囊肿多位于颈中上部，第三、第四鳃裂囊肿多位于颈根部，外形规则，边界清晰，内部回声表现多样，与囊肿壁的内衬上皮细胞有关，当内衬为柱状上皮时，其内容物为透明液性成分，透声好或伴稀疏点状回声；当内衬为复层鳞状上皮时，其内多表现为点状强回声，透声较差。若 2 种上皮同时存在，其内透声随复层鳞状上皮的增多变差，甚至呈实质样回声，内部回声杂乱，囊壁厚薄不均。当合并感染时囊肿内部多可见稀疏不等的点状高回声，反复感染者边界欠清。

鳃裂囊肿因发病部位特殊，应与腮腺囊肿、腮腺混合瘤、甲状舌管囊肿、淋巴管瘤、化脓性淋巴结炎等颈部肿块相鉴别。①腮腺囊肿：位于腮腺内，多为导管阻塞所致，一般位于导管走行部位，而腮腺内的鳃裂囊肿多位于下颌角以上部位；②腮腺混合瘤：内部为实质性回声，且一般都有少许血流信号。而感染后的鳃裂囊肿一般内部透声较差，周边会探及少许彩色血流信号，内部无彩色血流信号；③甲状舌管囊肿：位于颈前中线附近，舌骨与甲状软骨之间，形态规则，壁薄光滑，内部透声好；④淋巴管瘤：多发生于儿童，多位于颈后三角区，可单房或多房，呈分隔状，有向周围组织间隙生长的特点；⑤化脓性淋巴结炎：化脓性淋巴结炎为低回声团内伴部分无回声区，彩色多普勒可见团块内血流信号。

预后：良性病变，手术切除即可，一般无复发。

（刘勋　温静）

第四节　颈动脉体瘤

📖 病例一 ◼◼◻

病史：患者，男性，60岁，发现颈部肿物就诊，无压痛，情绪激动时偶有头晕现象。超声检查见图 13-4-1 至图 13-4-3。

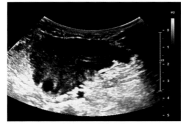
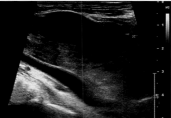
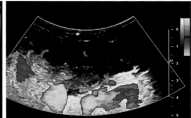

低频凸阵探头　　　　　　　　高频线阵探头　　　　　　　　少量血流信号

图 13-4-1　二维超声长轴切面　　图 13-4-2　二维超声长轴切面　　图 13-4-3　彩色多普勒超声

超声特征：左颈部颈动脉窦部近分叉区低回声团块，边界清晰，形态欠规则，但边缘锐利，内部回声欠均匀，彩色多普勒见少量血流信号。

病理图片（图 13-4-4）：

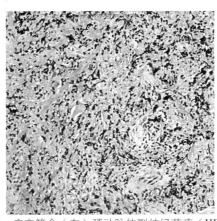

病理结果：病变符合（左）颈动脉体副神经节瘤（HE，×20）

图 13-4-4　病理组织图

免疫组化：CD56（＋），CGA（－），SYN（－），KI-67（组织挤压明显，无法评价），VIM（＋），CK（－），S-100（部分＋）。

🖼 **病例二**

病史：患者，男性，37岁，左颈部肿物就诊，无压痛及波动感，皮肤无红肿及破溃。超声检查见图13-4-5至图13-4-7。

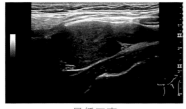

呈低回声　　　　　　　肿物位于颈动脉分叉处　　　　　　丰富血流信号

图13-4-5　二维超声长轴切面　图13-4-6　二维超声短轴切面　图13-4-7　彩色多普勒超声

超声特征：左侧颈总动脉分叉处实性肿物，呈低回声，大小约2.1 cm×1.9 cm，边界清晰，包膜完整，内部回声均匀，该肿物局限于颈动脉分叉处，未包绕颈内动脉及颈外动脉，彩色多普勒可见丰富血流信号。

病理图片：因本病例为外院手术，故图片无法取得。

病理结果：颈动脉体副神经节瘤。

小结：

颈动脉体瘤是一种少见的发生于颈动脉体的化学感受器肿瘤，起源于肾上腺外自主神经系统副神经节的神经嵴细胞，故也称颈动脉体副神经节瘤，根据2020版WHO副神经节瘤分类，该肿瘤属于恶性，编号8700/3，90%为散发性，10%为家族遗传性，常见于40~50岁女性，儿童少见，尤其是在高海拔地区的人群中具有较高的发病率，考虑可能与颈动脉体受长期缺氧增生导致肿瘤形成。

病理：术中大体肿瘤位于颈动脉分叉处，可部分包绕血管，呈分叶状，具有假包膜，周围有包膜不连续，形成假浸润现象，肿瘤实质由卵圆形或多变性主细胞及梭形支持细胞组成。

超声：颈动脉窦部分叉处肿物是其特征性表现，一般表现为低回声、边界清晰，形态欠规整、局部可有假浸润现象、动脉位于肿物外缘或穿行于其内及彩色多普勒瘤内可见较丰富血流信号。颈动脉体瘤具有侵犯局部血管、神经、向颅底生长等一些类似恶性肿物的生物学行为，超声能够很好地对其进行定位、定性及术前周围组织评估。

鉴别诊断：主要与颈部神经鞘瘤、肿大淋巴结相鉴别，颈动脉鞘神经鞘瘤一般多起源于迷走神经，一般表现为形态规整、内部结构疏松、可有囊性变及彩色多普勒可见血流信号较少等。

预后：颈动脉体瘤生长比较缓慢，一般可通过手术完整切除而获得治愈，但也可发生淋巴结转移，应注重长期随访。

（徐世亮　宝波　李忠举）

第五节　浅表软组织内继发子宫内膜异位症

病例一

病史：患者，女性，31 岁，右下腹壁剖宫产切口处肿物，质韧偏实，边界尚不清，活动差，大小约 1.6 cm×1.1 cm，压痛阳性，波动感阴性。超声检查见图 13-5-1 至图 13-5-4。

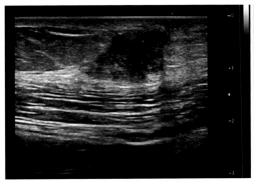

图 13-5-1　二维超声长轴切面

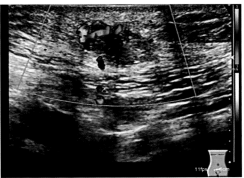

图 13-5-2　彩色多普勒超声

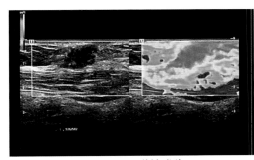

图 13-5-3　弹性成像

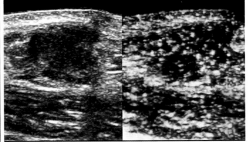

图 13-5-4　超声造影图像

超声特征：剖腹产切口处偏右侧皮下脂肪层内可见低回声结节，大小约 1.6 cm×1.1 cm，边界尚清，形态不规则，内部回声不均匀，彩色多普勒可见稍多血流信号，阻力指数 0.77。超声造影显示病变区造影剂从 11 秒开始灌注，呈网格状增强。

病理图片（图 13-5-5）：

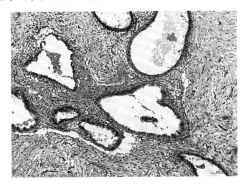

病理结果：腹壁子宫内膜异位灶（HE，×10）

图 13-5-5　病理组织图

📋 病例二

病史：患者，女性，28 岁，左下腹壁剖宫产切口处肿物，质韧偏实，边界尚不清，活动差，大小约 2.4 cm×1.4 cm，压痛阳性，波动感阴性。超声检查见图 13-5-6，图 13-5-7。

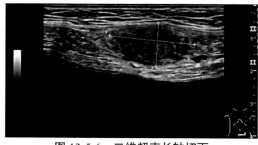

图 13-5-6　二维超声长轴切面

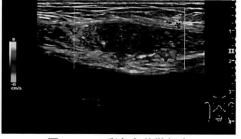

图 13-5-7　彩色多普勒超声

超声特征：剖腹产切口区偏左侧腹直肌内低回声结节，范围约 2.4 cm×1.4 cm，边界不清，形态不规则，内部回声不均匀，彩色多普勒边缘可见条状血流信号。

病理图片（图 13-5-8）：

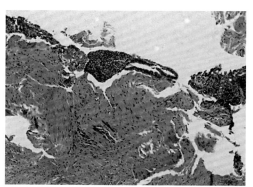

病理结果：子宫内膜异位灶（HE，×10）

图 13-5-8　病理组织图

小结：

子宫内膜异位症（endometriosis）是指具有生长功能的子宫内膜组织出现在子宫腔被覆黏膜以外的部位，是一种具有恶性生物习性的良性疾病。好发于生育年龄的妇女，多发生在盆腔（如卵巢、子宫骶韧带、子宫直肠窝）和腹膜，较少发生在剖宫产切口处及会阴部切口处。此节仅探讨发生在浅表软组织内的子宫内膜异位灶，多由医源性手术种植所致。肿块多有经前及经期疼痛加重、肿块增大，经后疼痛缓解、肿块缩小的特点。随着病情进展，肿块呈渐进性增大。

病理：大体界线欠清晰，无包膜，可浸润附近的肌肉组织。镜下可见子宫内膜腺体细胞和间质、增生的纤维结缔组织，可见含铁血黄素、成纤维细胞、炎性细胞等。

超声：肿块多位于切口处皮下脂肪层内或腹直肌内，呈不均匀低回声，内可见小囊状无回声区，边界欠清，形态不规则，肿物内部血流信号稀少或无血流信号，边缘血流信号较丰富。须与其他相似肿物相鉴别，如腹壁韧带样纤维瘤病、腹壁恶性肿瘤（肉瘤、转移癌等）、腹壁血肿等，上述肿物均无周期性变化的特点，与子宫内膜异位症不难鉴别。

预后：手术切除即可，一般无复发。

（高玉龙　刘勋）

第六节　原发子宫内膜异位症

病史：患者，女性，46 岁，脐部结节，近期增大，且随月经疼痛而疼痛。超声检查见图 13-6-1 至图 13-6-4。

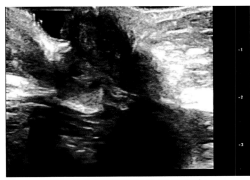

图 13-6-1　脐部肿物二维超声

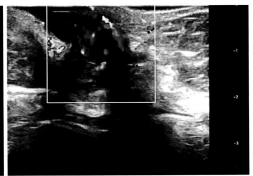

图 13-6-2　彩色多普勒超声

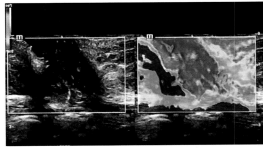

图 13-6-3　肿物弹性成像

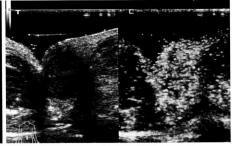

图 13-6-4　超声造影达峰图像

超声特征：脐部皮下实性肿物，呈低回声，边界欠清，形态不规则，边缘呈浸润状态，内部回声不均匀，深方未达腹腔，彩色多普勒可见较丰富血流信号。超声造影显示为不均匀高增强。

病理图片（图 13-6-5）：

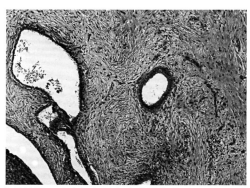

病理结果：（脐部）子宫内膜异位症（HE，×10）

图 13-6-5 病理组织图

小结：

脐部原发子宫内膜异位症由 Villar 于 1886 年首先发现并提出的，有学者认为这是由子宫内膜化生而来，也有学者认为是内膜随腹膜淋巴管转移至脐部所致，下腹壁的继发性子宫内膜异位症多源于剖腹产切口区或腹腔镜手术穿刺部位周围，患者一般具有随月经周期而出现肿块大小变化的特点，并可能会出现经期疼痛症状。

超声：该病虽属良性病变，但有浸润生长表现，二维超声及超声造影表现类似下腹壁继发性子宫内膜异位灶，结合患者病史及肿块随经期疼痛表现考虑原发子宫内膜异位灶可能。脐部病变多样，在诊断原发子宫内膜异位灶的同时，首先要排除 Sister Mary Joseph 结节及一些原发性肿瘤可能，二维超声及超声造影能够提供病变位置、形态、物理性质、侵犯范围等信息，超声造影更能体现其生长倾向。

预后：良性病变，手术切除即可。

（刘勋）

第七节 恶性黑色素瘤

🔲 **病例一** ▪▪▪▪

病史：患者，女性，64 岁，右足跟部黑色肿物，质地软，边界尚清，活动差，大小约 2.1 cm×1.9 cm×0.5 cm，压痛阴性，波动感阳性。超声检查见图 13-7-1 至图 13-7-3。

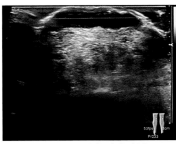
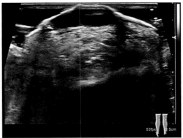
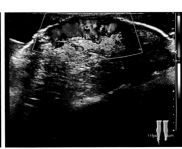

图 13-7-1　二维超声长轴切面　　图 13-7-2　二维超声短轴切面　　图 13-7-3　彩色多普勒超声

超声特征：右侧足跟部皮肤及皮下软组织肿物，呈低回声，内部回声不均匀，后方回声增强，边界尚清，形态欠规则，内部结构较疏松，后方回声增强，彩色多普勒可见血流信号丰富。

病理图片（图 13-7-4）：

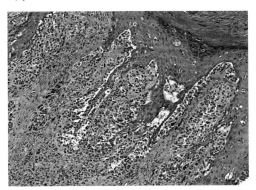

病理结果：恶性黑色素瘤（HE，×10）
图 13-7-4　病理组织图

免疫组化染色结果：HMB45（部分＋），S-100（＋），Melan-A（＋），CK（上皮＋），CK20（散在弱＋），Ki-67（热点区 15%+）。

📖 病例二 ▪▪▪

病史：患者，女性，26 岁，右臀部近中线处隆起性肿物，表面呈黑色，入院前受外伤开始疼痛。超声检查见图 13-7-5 至图 13-7-7。

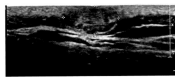
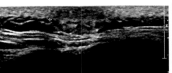
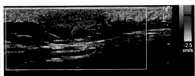

图 13-7-5　二维超声长轴切面　　图 13-7-6　二维超声短轴切面　　图 13-7-7　彩色多普勒超声

超声特征：右臀部皮肤层及皮下软组织内实性肿物，呈低回声，范围约 1.7 cm×
1.6 cm×0.9 cm，边界清晰，肿物边缘尚锐利，内部回声不均匀，彩色多普勒未见明显血流信号。

病理图片（图 13-7-8）：

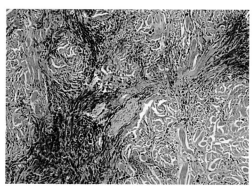

病理结果：右臀部免疫组化支持为恶性黑色素瘤，侵及表皮下约 1.0 cm，Clark V 级，肿瘤贴近基底，切缘及基底（－）（HE，×10）

图 13-7-8　病理组织图

病例三

病史：患者，男性，61 岁，左大腿肿物，无压痛，足跟部恶性黑色素瘤病史。超声检查见图 13-7-9 至图 13-7-11。

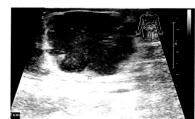

图 13-7-9　二维超声长轴切面

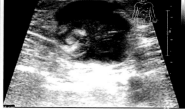

图 13-7-10　二维超声短轴切面

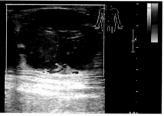

图 13-7-11　彩色多普勒超声

超声特征：皮下脂肪层多发实性肿物，呈低回声，边界不清，形态不规则，内部回声不均匀，最大者范围约 3.6 cm×2.9 cm×2.8 cm，肿物后方回声增强，彩色多普勒部分可见"星点状"血流信号。

病理图片（图 13-7-12）：

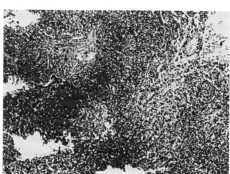

病理结果：恶性肿瘤，考虑转移性恶性黑色素瘤，切缘及基底均（－）（HE，×10）

图 13-7-12　病理组织图

免疫组化：Melan-A（部分＋），HMB45（＋），S-100（胞质胞膜＋），CK-pan（－），LCA（－），Vim（＋）。

小结：

恶性黑色素瘤（malignant melanoma，MM）是一类高度恶性的肿瘤，来源于神经嵴黑色素细胞，多发于皮肤及黏膜表面。好发年龄＞30岁，儿童罕见。病因尚不清晰，主要与儿童期受日光照射有关。恶性程度高，有的以转移灶为表现就诊，找不到原发灶，但软组织内转移相对少见，多首先累及区域淋巴结。临床特点多种多样，主要取决于病变的类型、肿瘤发展的阶段及发病部位，所以临床诊断难度较高，极易被误诊。本节介绍的病例前二者为皮肤原发病例，第三例为软组织内转移性病灶。

病理：大体呈结节状或分叶状，分界欠清，表面可有假包膜。镜下根据瘤细胞形态不同大致分为3类：上皮细胞为主型、梭形细胞为主型和混合细胞型。其中以上皮细胞为主型多见。瘤细胞异型性明显，黑色素充满细胞内外。

超声：对于皮肤原发的病灶超声一般表现为低回声或极低回声、边界清晰、形态欠规则、彩色多普勒可见少量或丰富血流信号，其表面色素沉着具有一定临床提示作用，但是对于软组织内转移性恶性黑色素瘤，超声并无特异性表现，且皮肤表面多无色素沉着，对于已知原发灶者较容易定性，对于无法定性原发灶者只能对肿物的侵犯范围进行临床提示。

鉴别诊断：软组织内转移性恶性黑色素瘤的鉴别与肉瘤类鉴别较困难。

预后：预后差，转移率高。未转移前，首选手术扩大切除，联合生物免疫治疗、靶向治疗及多种类药物化疗等。

（魏玺　王晓庆　冯一星）

第八节　软组织转移性癌

病例一

病史：患者，男性，61岁，腹壁肿物，轻微压痛，质硬，无波动感。超声检查见图 13-8-1 至图 13-8-3。

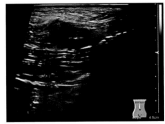
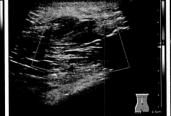
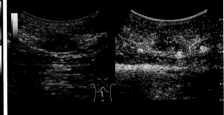

呈低回声，边界欠清晰　　　　无明显血流信号　　　　呈现不均匀高增强，中心伴坏死性无增强区

图 13-8-1　二维超声长轴切面　　**图 13-8-2　彩色多普勒超声**　　**图 13-8-3　超声造影图像**

227

超声特征：腹直肌内实性肿物，呈低回声，边界欠清晰，形态不规则，边缘呈浸润状态，内部回声不均匀，彩色多普勒未见明显血流信号。

病例图片（图 13-8-4）：

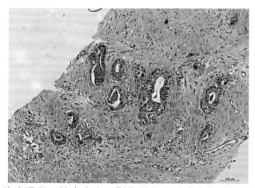

病理结果：腺癌浸润，结合病史及影像学考虑胰腺癌转移灶（HE，×10）

图 13-8-4　病理组织图

📠 病例二 ▪▪▪

病史：患者，女性，65 岁，左胸壁近腋下区肿物，左乳乳腺癌病史。超声检查见图 13-8-5 至图 13-8-8。

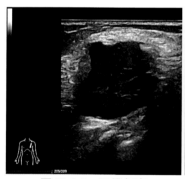

图 13-8-5　二维超声

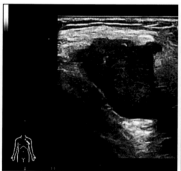

图 13-8-6　二维超声横断面

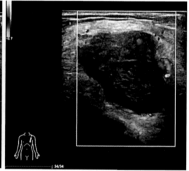

图 13-8-7　彩色多普勒超声

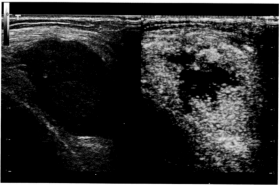

呈现不均匀高增强，中心伴坏死性无增强区

图 13-8-8　超声造影图像

超声特征：左胸壁近腋前线区深方软组织实性肿物，边界清晰，形态不规则，呈分叶状，内部回声致密欠均匀，后方回声增强，彩色多普勒内部边缘区可见少量血流信号。

病理图片（图 13-8-9）：

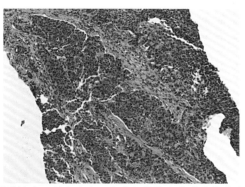

病理结果：转移性癌，结合病史及免疫组化符合乳腺癌转移（HE，×10）

图 13-8-9　病理组织图

免疫组化：AR（+），EGFR（+），ER（散在弱+），HER-2（1+），Ki-67（90%+），P53（-），PR（-），P120（膜+），GCDFP-15（局灶弱+），Mammaglobin（+）。

📠 **病例三** ◀▪▪▪▪

病史：患者，男性，62岁，胃癌术后，脐部肿块，质硬，无压痛及波动感，活动性差。超声检查见图 13-8-10 至图 13-8-12。

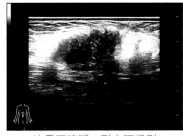
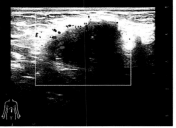
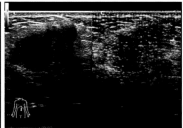

| 边界不清晰，形态不规则 | 少量血流信号 | 呈现不均匀高增强 |

图 13-8-10　二维超声纵断面　图 13-8-11　彩色多普勒超声　图 13-8-12　超声造影图像

超声特征：腹壁皮下实性肿物，边界不清，形态不规则，边缘呈浸润状，周边组织回声增强，肿物自侵犯脂肪层及肌层，彩色多普勒可见少量血流信号。超声造影呈现不均匀低增强状态。

病理图像（图 13-8-13）：

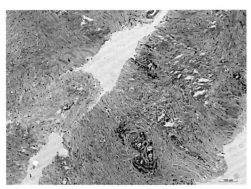

病理结果：腺癌浸润（HE，×10）

图 13-8-13　病理组织图

病例四

病史：患者，女性，80 岁，2 周前发现左季肋部肿物，质硬，伴轻微压痛，无波动感，皮肤表面略泛红，无破溃，近 1 周生长较快；近半年偶有憋气胸闷，间断性头晕，伴有偶发性下肢无力，无任何手术史。皮肤外观见图 13-8-14，超声检查见图 13-8-15 至图 13-8-17。

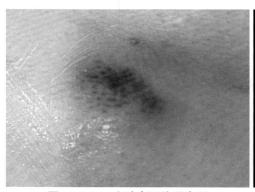

图 13-8-14　皮肤表面外观表现

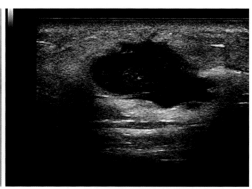

图 13-8-15　二维超声长轴切面

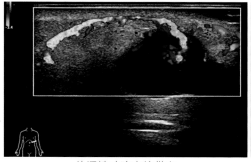

外源性动脉直接供血

图 13-8-16　彩色多普勒超声

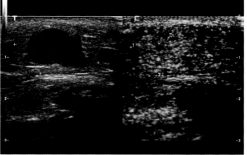

呈现不均匀高增强，增强后范围明显扩大

图 13-8-17　超声造影图像

超声特征：左季肋部皮下脂肪层实性肿物，呈低回声，大小约 1.8 cm×1.6 cm× 1.2 cm，边界尚清晰，形态不规则，边缘呈浸润状，周边组织回声增强，肿物后方回声增强，彩色多普勒可见较丰富血流信号，动脉血流呈现高阻型（阻力指数 0.75）。

病理图片（图 13-8-18）：

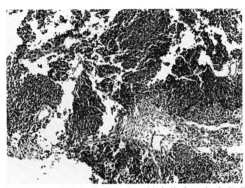

病理结果：（左胸壁肿物）小细胞神经内分泌癌，结合临床及免疫考虑转移性（HE，×10）

图 13-8-18 病理组织图

免疫组化：CK（＋），EMA（＋），Ki-67（＞85%＋），SMA（－），Vimentin（－），CD99（－），Caldesmon（少数弱＋），Syn（＋），CD56（＋），CgA（＋），Napsin A（－），TTF-A（－），CK7（－）。

小结：

相对于肿瘤直接侵犯软组织而言，血道转移致软组织转移性癌相对少见，其原发灶来源广泛。局部疼痛与局部肿块是最常见的临床症状，有时会因外伤被发现。

病理：大体一般边界多较清楚，质韧，部分可见假包膜，可伴有出血及坏死，镜下见软组织癌灶与原发灶有着相同的形态学表现，多数为中－低分化腺癌。

影像学表现：MR 并无特异性表现，超声一般表现为低回声或混杂回声、边界多较清晰、形态规则或不规则、内部结构多较致密、可有液化坏死区、彩色多普勒可见少量或丰富血流信号（与原发灶来源有关），超声造影表现多为不均匀高增强，多见坏死区，增强后范围多较二维超声增大。

鉴别诊断：软组织转移性癌的鉴别甚是重要，很多患者就诊的原因并非原发灶的出现，故超声在发现此类病变而加以提示方面对临床起到至关重要作用，须与血肿、侵袭性纤维瘤病、神经源性肿瘤及肉瘤相鉴别。当发现年龄偏大患者符合该超声表现时应进一步寻找原发灶。

预后：手术切除为主，患者生存率与原发灶恶性程度有关。

（刘勋）

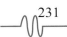

● 第九节　软组织 Rosai-Dorfman 病

📋 病例一

病史：患者，女性，33 岁，左大腿肿物，无压痛及波动感，皮肤表面颜色无异常。超声检查见图 13-9-1，图 13-9-2。

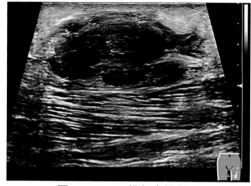

图 13-9-1　二维超声纵断面

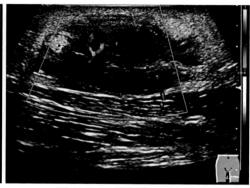

图 13-9-2　彩色多普勒超声

超声特征：左侧大腿上段皮下脂肪层内实性团块，呈低回声，边界不清晰，边缘形态不规则，内部回声不均匀，呈浸润性生长，周边组织回声增强。彩色多普勒结节内可见分布不均匀的细穿支血流，阻力指数 0.66。

病理图片（图 13-9-3）：

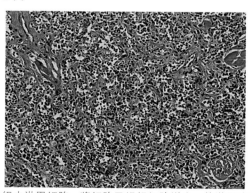

病理结果：皮肤真皮及皮下组织内淋巴细胞、浆细胞及组织细胞增生，伴淋巴滤泡形成，组织细胞胞质丰富，可见含有被吞噬淋巴细胞、浆细胞的组织细胞，并兼小血管增生，血管腔狭窄和闭塞，管壁及管周淋巴细胞、浆细胞浸润，间质纤维组织增生伴透明变性，结合形态及免疫组化符合 Rosai-Dorfman 病（HE，×10）

图 13-9-3　病理组织图

免疫组化：组织细胞 CD163（+），S-100（+），B 细胞 CD20（+），T 细胞 CD3（+），浆细胞 CD138（弱 +），IgG（部分 +）> IgG4（零星细胞），Ki-67（1% ~ 3% +）。

🔲 **病例二** ▪ ▪ ▪ ▪

病史：患者，女性，25岁，左腰部多发肿物，压痛阴性，边界欠清，最大者约 2.3 cm×0.9 cm。超声检查见图 13-9-4，图 13-9-5。

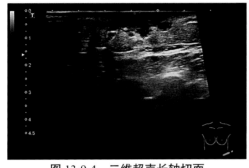

图 13-9-4 二维超声长轴切面 　　　　　图 13-9-5 彩色多普勒超声

超声特征：左腰部皮下浅层多发实性肿物，呈低回声，最大范围约 2.3 cm×0.9 cm，边界不清，形态不规则，边缘呈浸润性生长表现，内部回声不均匀，肿物后方回声增强，彩色多普勒可见少量血流信号。

病理图片（图 13-9-6）：

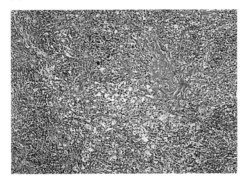

病理结果：（左腰部）Rosai–Dorfman 病（HE，×4）

图 13-9-6 病理组织图

免疫组化：S-100（＋），CD68（＋），CD3、CD20、Ki-67、CD43、CD、CD5、CD138、Kappa、Lamda（相应细胞＋）。

小结：

Rosai-Dorfman 病（Rosai-Dorfman disease，RDD）是一种原因未明的良性组织细胞增生性疾病，由 Destombes 于 1965 年首先报道，Rosai 和 Dorfman 于 1969 年详细描述并称为窦组织细胞增生伴有巨大淋巴结病，但因为结外不存在淋巴窦，故目前 RDD 这一名称较为通用。该疾病少见，多见于儿童和青年人，男性居多，由于该病多表现为多发淋巴结肿大或软组织肿块，术前易误诊为恶性肿瘤，大部分见于淋巴结内，结外少见，单纯发生于软组织的更为少见。

超声：对于软组织 RDD 影像学报道多为 MR，且不具有特异性，超声可表现为皮下脂肪浅层内形态不规则、边界不清的低回声团块，周边组织回声增强，血流信号较丰富。超声图像亦无明显特异性表现，因此影像学检查很难做出明确诊断，确诊还需病理活检及免疫组化。本病主要与皮肤感染性疾病、隆突性皮肤纤维肉瘤等鉴别。

预后：目前该病尚无特效疗法，多数患者临床症状较轻，预后较好，部分患者不予特殊处理亦可自愈，应密切随访；对单发、较小的病灶，手术切除是最有效的办法，术后以放化疗及激素治疗为辅。

（刘勋　魏玺）

第十四章

常见软组织内皮肤附属器肿物

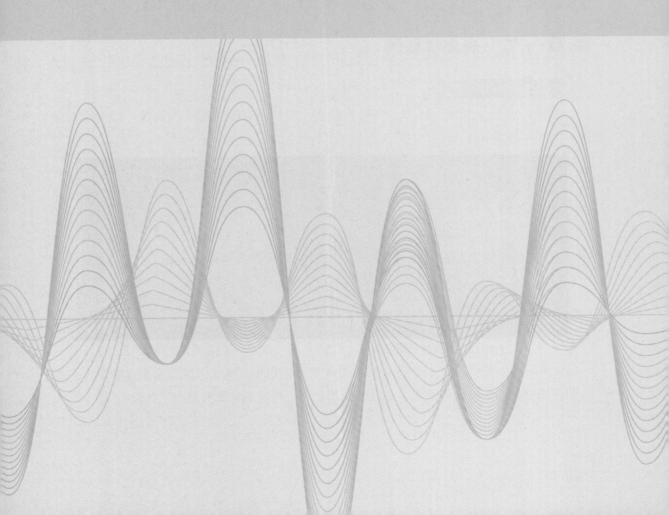

皮肤由 3 部分组成，即表皮、真皮和皮下组织。

表皮位于最外层，由复层鳞状上皮构成，包括 4 类细胞，即角质形成细胞、黑色素细胞、Langerhans 细胞和 Merkel 细胞，以角质形成细胞为主。

真皮主要由结缔组织组成，包括胶原纤维、弹力纤维及基质。神经、血管、淋巴管、肌肉、毛囊、皮脂腺及外分泌腺均位于真皮层中。

皮肤附属器包括毛囊、皮脂腺、外分泌腺、指（趾）甲和顶分泌腺。

皮肤疾病极其复杂，类别较多，包括炎症性皮肤病和皮肤肿瘤。尽管皮肤不属于软组织范畴，但是皮肤及皮肤附属器的很多病变向软组织内生长，酷似软组织肿物，本章主要介绍了一些常见疾病，包括表皮样囊肿（表皮囊肿）、外毛根鞘囊肿（毛鞘囊肿）、钙化上皮瘤（毛母质瘤）、皮样囊肿及脂囊瘤（皮脂腺囊瘤），在此需提及"皮脂腺囊肿"一词，过去皮脂腺囊肿被广泛使用且作为诊断，至今临床外科中仍在提及，但是随着病理学的发展，以往很多的皮脂腺囊肿往往是误诊，90% 是角质囊肿（分为表皮样囊肿和外毛根鞘囊肿），目前多数病理学者认为真正的皮脂腺囊肿极其少见，它是一种皮脂腺排泄受阻引起的潴留性囊性病变，故现代病理学中比较少见皮脂腺囊肿一词。

第一节　表皮样囊肿

病例一

病史：患者，男性，46 岁，右臀部肿物，质软，有波动感，无压痛。超声检查见图 14-1-1，图 14-1-2。

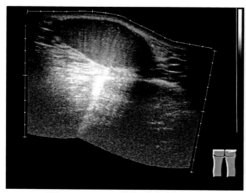
图 14-1-1　二维超声长轴切面

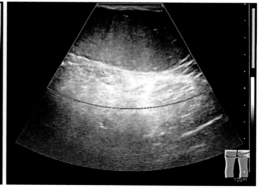
图 14-4-2　彩色多普勒超声

超声特征：臀部皮下弱回声包块，边界清晰，包膜完整，内部呈密集点状回声，后方回声增强，探头加压可变形，亦可见轻微流动，彩色多普勒未见明显血流信号。

病理图片（图 14-1-3）：

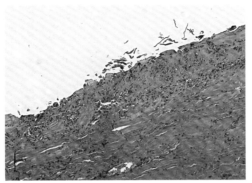

病理结果：表皮样囊肿（HE，×10）

图 14-1-3　病理组织图

📷 **病例二**

病史：患者，男性，39 岁，背部肿物，质硬，无压痛，无波动感。超声检查见图 14-1-4 至图 14-1-6。

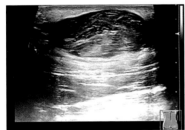 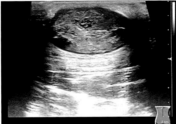 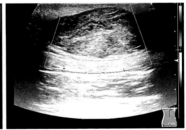

图 14-1-4　二维超声长轴切面　　**图 14-1-5　二维超声短轴切面**　　**图 14-1-6　彩色多普勒超声**

超声特征：背部皮下脂肪层实性团块，呈不均质偏低回声，边界清晰，包膜完整，内部回声不均匀，呈"洋葱片样"改变，肿物后方回声增强，彩色多普勒未见血流信号。

病理图片（图 14-1-7）：

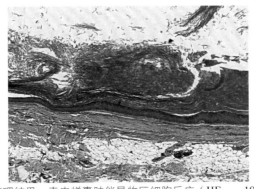

病理结果：表皮样囊肿伴异物巨细胞反应（HE，×10）

图 14-1-7　病理组织图

📖 病例三

病史：患者，男性，44 岁，有胸壁肿物，质软，无压痛，稍微波动感。超声检查见图 14-1-8，图 14-1-9。

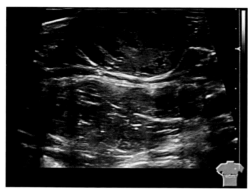

图 14-1-8　二维超声长轴切面　　　　　图 14-1-9　彩色多普勒超声

超声特征：腋下皮下浅层不均质偏低回声包块，边界清晰，包膜完整，内部可见裂隙样低回声结构，肿物后方回声增强，彩色多普勒未见血流信号。

病理图片（图 14-1-10）：

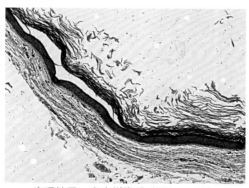

病理结果：表皮样囊肿（HE，×10）
图 14-1-10　病理组织图

📖 病例四

病史：患者，女性，55 岁，骶尾部肿物，无压痛，质软，有波动感。超声检查见图 14-1-11 至图 14-1-12。

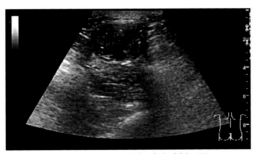

图 14-1-11　二维超声长轴切面

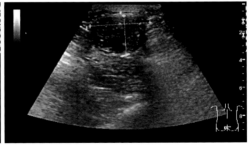

图 14-1-12　二维超声短轴切面

超声特征：骶尾部皮下浅层含液性包块，边界清晰，包膜完整，内部伴大量点状强回声，彩色多普勒未见血流信号。

病理图片（图 14-1-13）：

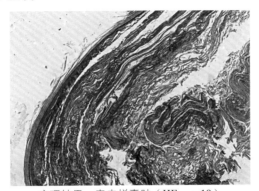

病理结果：表皮样囊肿（HE，×10）

图 14-1-13　病理组织图

小结：

表皮样囊肿（epidermoid cyst）来源于上皮的良性肿瘤，属于角质囊肿的类别，由移位表皮细胞碎片形成，可发生于任何年龄，多见于青年人，通常无自觉症状，囊肿破裂或合并感染时出现红肿、疼痛等症状，表皮样囊肿发生于全身各个部位的表皮或皮下。

病理：具有完整包膜，囊壁由纤维组织构成，内部充满大量角化物及脱落破碎的表皮细胞，有时可见异物巨细胞反应。

超声：表皮样囊肿超声表现多样，其共同特征包括边界清晰、形态规则、具有包膜、探头挤压多可变形、无血流信号，其内部回声总结归纳至少 4 种表现：①内部回声均匀型，表现内部均匀弱回声，呈点状或泥沙样；②内部呈螺旋状或洋葱片样改变；③内部回声不均匀型伴裂隙状低回声；④内部伴大量点状强回声型，此型也可属于内部回声均匀型。

鉴别诊断：须与皮脂腺囊肿、神经源性肿瘤、浅表结节性筋膜炎、外毛根鞘囊肿、钙化性上皮瘤、皮样囊肿和炎性包块相鉴别。但需要注意，有时较难与皮脂腺囊肿、外毛根鞘囊肿及皮样囊肿相鉴别。

预后：手术切除一般不复发。

（刘勋　江浩）

第二节　外毛根鞘囊肿

病例一

病史：患者，女性，62 岁，发现头部肿物 5 年余。查体：头顶部可见 1.5 cm 突出头皮肿物，局部无明显红肿、压痛，肿物活动度差。超声检查见图 14-2-1 至图 14-2-3。

超声特征：头顶部皮肤 – 皮下层可见低回声结节，大小约 1.8 cm × 1.1 cm，内可见多发斑点状强回声，周边可见少量低 – 无回声包绕，呈"靶环样"表现，彩色多普勒未见明显血流信号。

病理图片（图 14-2-4）：

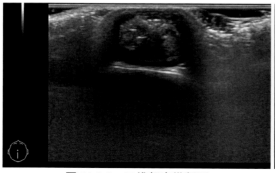

图 14-2-1　二维超声纵断面

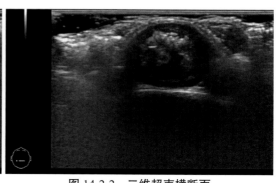

图 14-2-2　二维超声横断面

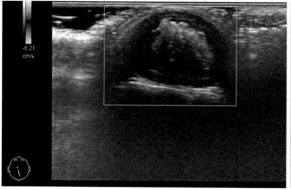

未见明显血流信号

图 14-2-3　彩色多普勒超声

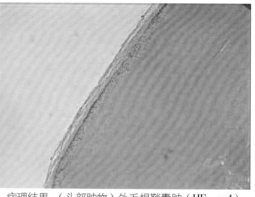

病理结果：（头部肿物）外毛根鞘囊肿（HE，×4）

图 14-2-4　病理组织图

📟 **病例二** ◢◢▪◣◣

病史：患者，男性，25岁，发现左臀部肿物1年余。查体：左臀部可触及直径约为2 cm大小肿物，质地较硬，活动度差，无触痛。超声检查见图14-2-5至图14-2-7。

超声特征：臀部皮肤－皮下层可见一低回声结节，大小约2.8 cm×2.5 cm×1.3 cm，边界清晰，内可见粗大强回声及无回声，探头加压似见移动，彩色多普勒周边可见少许血流信号。

病理图片（图14-2-8）：

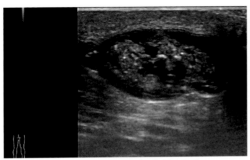

图 14-2-5　二维超声纵断面

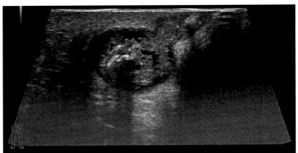

图 14-2-6　二维超声横断面

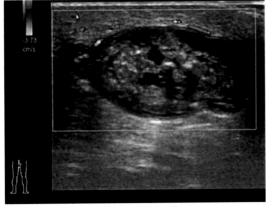

周边可见少许血流信号

图 14-2-7　彩色多普勒超声

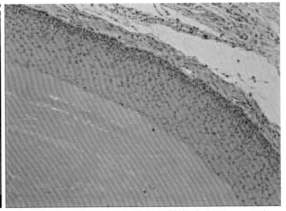

病理结果：（臀部肿物）外毛根鞘囊肿（HE，×10）

图 14-2-8　病理组织图

📟 **病例三** ◢◢▪◣◣

病史：患者，男性，65岁，发现左头顶部肿物2年余，近半年增大明显。查体：左顶部可见一大小约4 cm×3.5 cm×3 cm肿物，呈红褐色，无毛发覆盖，无破溃及渗出物，表面光滑，质地柔软，无压痛，无搏动感，与基底连接紧密，活动度差。超声检查见图14-2-9至图14-2-11。

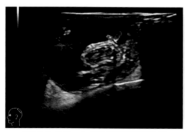
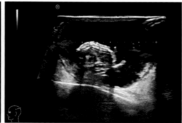
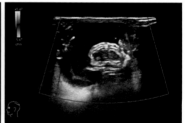

图 14-2-9　二维超声纵断面　　　图 14-2-10　二维超声横断面　　　图 14-2-11　彩色多普勒超声

超声特征：头部皮肤—皮下可见囊实性混合回声结节，大小约 3.5 cm×3.6 cm×2.6 cm，边界清晰，形态规则，后方回声增强，其内可见多发细点样弱回声漂浮，另可见多发强回声伴声影，彩色多普勒未见明显血流信号。

病理图片（图 14-2-12）：

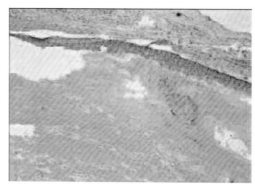

病理结果：（左顶部皮肤肿物）外毛根鞘囊肿（HE，×4）

图 14-2-12　病理组织图

病例四

病史：患者，女性，22 岁，发现右大腿肿物来诊。查体：右大腿伸侧皮下肿物，黄豆大小，质硬，边界清晰，无波动感，可活动。超声检查见图 14-2-13，图 14-2-14。

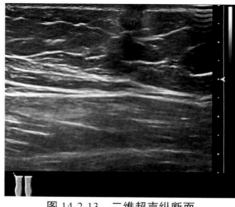

图 14-2-13　二维超声纵断面　　　　　　图 14-2-14　彩色多普勒超声

超声特征：右侧大腿皮肤及皮下脂肪层内探及一大小约 0.8 cm×0.7 cm 低回声结节，边界尚清，彩色多普勒周边可见少量血流信号。周边脂肪组织回声稍增强。

病理图片（图 14-2-15）：

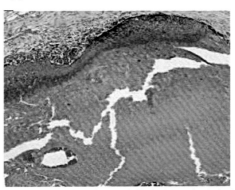

病理结果：外毛根鞘囊肿破裂伴异物肉芽肿反应，部分囊壁基底层可见色素细胞增多聚集，伴有大量色素（HE，×10）

图 14-2-15　病理组织图

小结：

外毛根鞘囊肿又称毛发囊肿或毛囊峡部－退行期囊肿，是起源于毛囊外根鞘细胞的一种含有无定型角质蛋白的少见皮肤囊肿。目前认为其具有一定的家族遗传性，多为常染色体显性遗传，常在中年发病，女性多于男性，病变多位于毛发密集的部位，90% 以上的外毛根鞘囊肿发生于头皮，偶见于面部、颈部、躯干、四肢等部位，大多表现为圆形或椭圆形结节，表面光滑或呈分叶状，质地较坚韧，可多发或单发，有家族史者常多发，病程缓慢，通常无明显自觉症状，若继发感染可出现压痛，极少数囊肿可发生恶变。在临床上外毛根鞘囊肿与其他皮肤囊肿及良性肿物鉴别较为困难，确诊主要依据组织病理学。

在组织病理上表现为真皮层囊肿，囊壁由鳞状上皮细胞组成，周围细胞呈栅栏状排列，靠近囊腔的细胞骤然角化，无颗粒层。囊内容物为均一嗜酸性角蛋白而非脂类物质，囊肿内常可见钙化灶，若囊壁破裂可发生异物巨细胞反应。

超声：外毛根鞘囊肿在高频超声上大多表现为位于真皮及皮下脂肪层的椭圆形或类圆形病变，边界清晰，后方回声增强，内部无明显血流信号。其内部回声具有一定的特点，多数病例表现为"靶环征"或"偏心靶环征"，即病变周边呈低回声或无回声，且多伴有点状或斑块状钙化灶，少数较小病变可表现为内部欠均匀的低回声。当出现囊壁破裂伴异物肉芽肿反应时，病变表现为形态不规则，边界不清晰，周边血流信号增多等。

鉴别诊断：主要与表皮样囊肿、毛母质瘤、皮样囊肿等病变相鉴别，表皮样囊肿好发于头颈面和躯干部，而外毛根鞘囊肿多见于头皮；表皮样囊肿内部常可见条索样高回声及裂隙样无回声，典型者可出现"旋涡状"或"洋葱皮样"表现，而外毛根鞘囊肿典型者出现"靶环征"，且常可见强回声的钙化灶。毛母质瘤又称钙化性上皮瘤，多见于青少年，女性较男性发病率高，多位于头、面、颈部，特别是耳前区多见，很少发生在头皮，大部分病变可见钙化灶，但边界不如外毛根鞘囊肿清晰锐利，内部无特征性"靶环征"，后方回声无明显增强，且多数病变内可探及血流信号。

预后：外毛根鞘囊肿生物学行为一般属于良性，大多数预后良好，手术切除后一般不复发。在极少数情况下，外毛根鞘囊肿可恶变，甚至出现远处转移。在随访过程中，若病灶出现突然增大、形态改变、血流信号增多等表现时，要警惕恶变可能。

（赵博）

● 第三节　脂囊瘤（皮脂腺囊瘤）

🔲 病例一

病史：患者，女性，46岁，左肩部肿物，无压痛，轻微波动感，质软。超声检查见图 14-3-1，图 14-3-2。

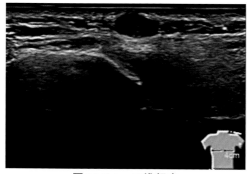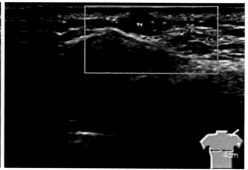

| 图 14-3-1　二维超声 | 图 14-3-2　彩色多普勒超声 |

超声特征：皮下浅层结节，呈低回声，边界清晰，形态规则，内部回声均匀，浅层向皮肤层延伸，彩色多普勒未见血流信号。

病理图片（图 14-3-3）：

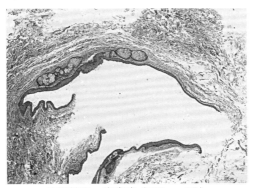

病理结果：脂囊瘤（HE，×10）

图 14-3-3　病理组织图

病例二

病史：患者，女性，36 岁，左腋下肿物，有轻微疼痛，质软，无波动感。超声检查见图 14-3-4，图 14-3-5。

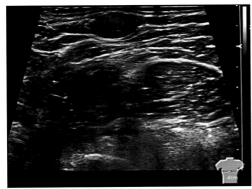
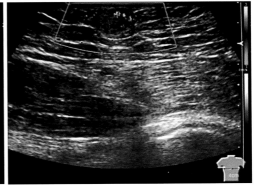

图 14-3-4　二维超声　　　　　　**图 14-3-5　彩色多普勒超声**

超声特征：皮下浅层结节，呈低回声，边界清晰，形态规则，内部回声均匀，彩色多普勒可见少量血流信号。

病理图片（图 14-3-6）：

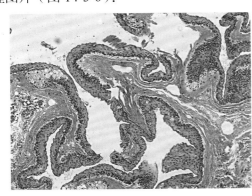

病理结果：脂囊瘤（HE，×10）

图 14-3-6　病理组织图

小结：

脂囊瘤又称为皮脂腺囊瘤或皮质囊腺瘤，是一种少见的皮肤错构瘤，为皮脂腺开口处受阻形成的潴留性囊肿，可多发或单发，多发性脂囊瘤具有明显遗传倾向，主要分布于躯干及四肢，头面部少见，男女发病无差异，多见于青年，无压痛，无明显临床症状。

病理：位于真皮内，囊壁与皮脂腺导管结构相同，为复层鳞状上皮，囊内容物大部分为皮脂，有少许角质物，有时可有毛干。

超声：由于其内容物不同，超声表现多样，首先表现为囊肿的特征，边界清晰，形态规则，可见包膜，内部回声均匀或不均匀，回声不均匀可表现为无回声伴高回声，高回声为囊内角质物或皮脂腺碎片，有时可显示囊内的毛发，表现为条索状高回声，彩色多普勒可见或未见血流信号。

鉴别诊断：有时很难与表皮样囊肿、外毛根鞘囊肿相鉴别，对于临床外科而言无特殊的鉴别意义。

预后：良性肿瘤，切除一般不复发。

（刘勋　徐杰）

第四节　钙化上皮瘤 / 毛母质瘤

病例一

病史：患儿，女，1 岁，右前臂肿物，质硬，无波动感。超声检查见图 14-4-1，图 14-4-2。

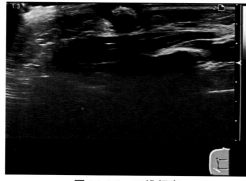

图 14-4-1　二维超声

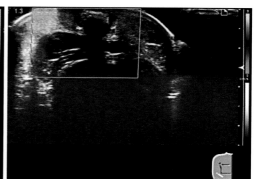

图 14-4-2　彩色多普勒超声

超声特征：前臂皮下脂肪层不均质回声结节，边界清晰，形态规则，内部中心区为强回声，后方回声衰减，结节浅层达皮肤层，彩色多普勒未见血流信号。

病理图片（图 14-4-3）：

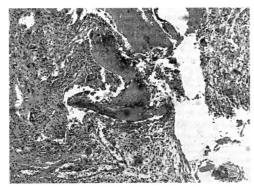

病理结果：毛母质瘤
（HE，×10）

图 14-4-3　病理组织图

病例二

病史：患儿，女，9 岁，右耳后肿物，质硬，无压痛，无波动感。超声检查见图 14-4-4，图 14-4-5。

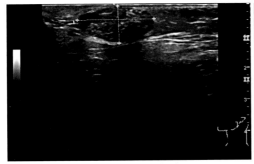
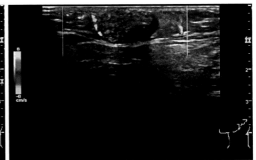

图 14-4-4　二维超声　　　　　　**图 14-4-5　彩色多普勒超声**

超声特征：左腮腺浅方见不均质低回声，大小约 2.2 cm×1.8 cm×1.2 cm，边界清晰，形态规则，内部可见散在点状强回声，肿物后方局部回声衰减，彩色多普勒可见少量血流信号。

病理图片（图 14-4-6）：

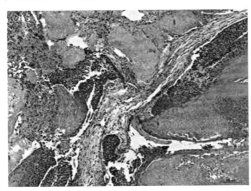

病理结果：毛母质瘤
（HE，×10）

图 14-4-6　病理组织图

📖 病例三

病史：患者，女性，37岁，右颈部肿物，质硬，无压痛及波动感。超声检查见图 14-4-7，图 14-4-8。

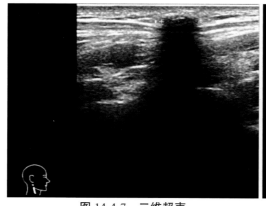

图 14-4-7　二维超声

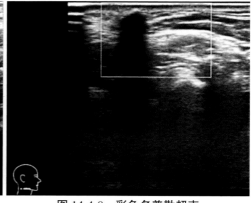

图 14-4-8　彩色多普勒超声

超声特征：右颌下区皮下浅层可见弧形强回声结节，边界清晰，后方回声衰减，彩色多普勒未见血流信号。

病理图片（图 14-4-9）：

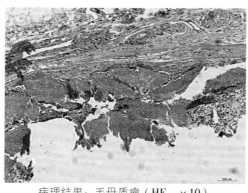

病理结果：毛母质瘤（HE，×10）

图 14-4-9　病理组织图

小结：

毛母质瘤又称钙化上皮瘤，来源于毛囊的毛根鞘，是一种向毛囊方向分化的良性肿瘤，目前病因不明，男女发病无差异，多见于青年，临床表现为无症状、生长缓慢、坚硬的皮下或皮肤团块，通常伴炎性和皮肤色泽改变，常见于头颈部。

病理：肿瘤边界清晰，位于真皮或皮下，与表皮不连，由嗜碱性细胞及影细胞组成，前者为未成熟的毛母质细胞，后者为已角化的毛发细胞，肿瘤间质由纤维结缔组织构成，可伴钙化、骨化及异物巨细胞反应。

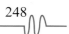

超声：其多数外观特征表现为边界清晰，形态规则，彩色多普勒多数可见血流信号，内部结构复杂，超声表现多样，可有以下分类：①皮下单纯带状强回声，后方伴声影；②低回声背景中伴点状强回声型；③低回声背景中伴粗大强回声。

鉴别诊断：主要与浅表淋巴结炎、软组织错构瘤样病变、皮样囊肿、外毛根鞘囊肿、表皮样囊肿、肿瘤样钙质沉着症、血管瘤及脂肪坏死性钙化等鉴别。

预后：良性肿瘤，手术切除一般不复发。

（刘勋　孟庆楠）

第五节　皮样囊肿

病例一

病史：患者，男性，29岁，枕部皮下肿物，质软，无压痛。超声检查见图14-5-1至图14-5-3。

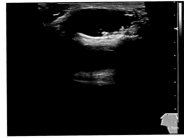

图14-5-1　二维超声长轴切面　　图14-5-2　二维超声短轴切面

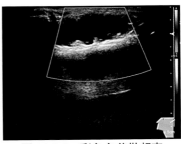

图14-5-3　彩色多普勒超声

超声特征：左耳后皮下浅层无回声包块，边界清晰，形态欠规则，囊壁厚度不均，后方回声增强，彩色多普勒未见血流信号。

病理图片（图14-5-4）：

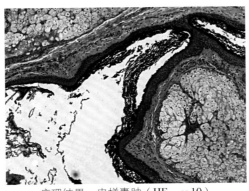

病理结果：皮样囊肿（HE，×10）

图14-5-4　病理组织图

🗔 **病例二** ◾◾◾

病史：患儿，男，7 岁，颈前肿物，质软，无压痛，有波动感。超声检查见图 14-5-5 至图 14-5-7。

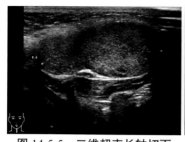

图 14-5-5　二维超声长轴切面

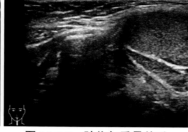

图 14-5-6　肿物与舌骨关系

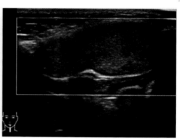

图 14-5-7　彩色多普勒超声

超声特征：颈部正中甲状软骨上方见弱回声包块，边界清晰，内部见密集点状回声，挤压时可轻微流动，肿物后方回声增强，彩色多普勒未见血流信号。

病理图片（图 14-5-8）：

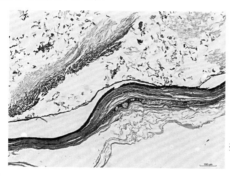

病理结果：皮样囊肿（HE，×10）

图 14-5-8　病理组织图

小结：

皮样囊肿又称毛囊漏斗部－皮脂腺导管囊肿，是胚胎时期形成的包含皮肤及其附属器的上皮移行肿瘤，多数出生时即存在，多发生于硬膜内，少数位于硬膜外，发生于软组织者相对少见。

病理：多位于真皮内，囊壁为复层鳞状上皮，囊内容物为稀疏排列的角质层，内含毛发，囊肿内几乎不发生钙化。

超声：一般表现为边界清晰、形态规则、囊壁较厚、内部回声均匀或不均匀、后方回声增强、彩色多普勒多数未见血流信号。当团块位于头颈部胎儿形成期各部缝隙闭合线处（中线部位）时，特别是在颌面、颈部位于口底及颌下区时，要提示皮样囊肿的可能性。

鉴别诊断：主要与脂囊瘤、甲状舌管囊肿、表皮样囊肿、毛鞘囊肿、血管瘤及淋巴结相鉴别。

预后：手术切除一般不复发。

（刘勋　陈争光）

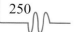

第十五章

软组织内易误诊为肿瘤的肌骨损伤性疾病

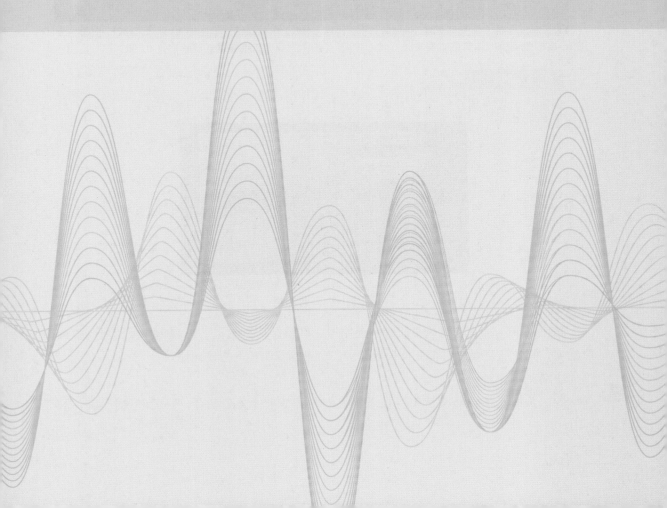

肌骨超声发展较快，技术已相对成熟，特别是其在可视化疼痛治疗中发挥着重要作用，在日常工作中，超声医师经常会遇到肌肉骨骼系统的一些病变，缺少经验的临床医师或超声医师有时会与浅表肿物混淆，本书作为软组织疾病超声诊断类型图书，主要简单介绍常见肌骨损伤性及炎性疾病，但不包括风湿免疫性关节疾病。

第一节　肱二头肌长头腱断裂

病例一

病史：患者，男性，57岁，右上臂不明肿物1月余，质软，无压痛。患者外观照见图15-1-1，超声检查见图15-1-2。

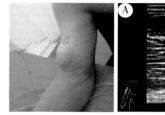
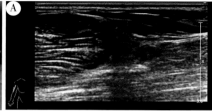
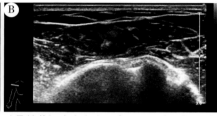

上臂可见明显突起　　A.肱二头肌长头断裂后肌腹回缩、增厚；B.肱骨结节间沟内空虚，未见肱二头肌长头腱

图15-1-1　外观照　　　　　　　　　　　　　图15-1-2　二维超声

病例二

病史：患者，男性，78岁，右侧上臂包块1年，无压痛。超声检查见图15-1-3。

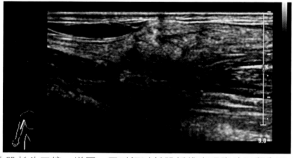

肱二头肌长头回缩、增厚，因时间过长肌纤维出现脂肪沉积和肌肉萎缩

图15-1-3　二维超声

超声特征：肱二头肌长头肌腹明显增厚，纤维结构稍紊乱，近端未探及明显肌腱回声延续，肱骨结节间沟内未见长头腱结构，余未探及明显局限性包块。

小结：

肱二头肌长头腱断裂常发生在老年人，尤其是重体力劳动者，肌腱经过长期劳损，进而变性，发生自发性断裂，断裂位置常在结节间沟附近，可能与肌腱和骨的长期摩擦有关。断裂后的肌肉回缩增厚，形似肿块，外表呈"大力水手征"，断裂肌肉因时间较长而回声增高和肌肉萎缩。超声可全程观察肱二头肌长头腱，直接观察肌腱的断端位置，一部分时间过久的肱二头肌长头腱断裂患者断端显示不清晰，可通过嘱患者屈臂进行动态观察，以及检查结节间沟有无空虚等间接征象进行判断。

治疗及预后：发生在老年人的慢性肱二头肌长头腱断裂的患者，除感觉屈肘力量稍减弱外常无其他异常症状，无须处理，而急性断裂的且对手臂力量有一定要求的患者可进行外科手术治疗。

（张浩良）

第二节　尺骨鹰嘴滑囊炎

病例一

病史：患者，男性，28岁，左侧肘部后方包块5月余并疼痛3天就诊，职业为工人，有左肘长时间接触工作台的病史。超声检查见图15-2-1，图15-2-2。

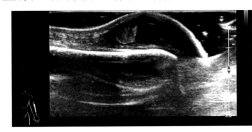
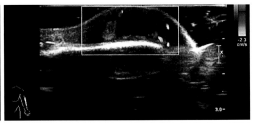

肘后混合回声包块，稍高回声为凝血块

图 15-2-1　二维超声

肘后混合回声包块壁上可见丰富血流信号，提示伴发无菌性炎症

图 15-2-2　彩色多普勒超声

病例二

病史：患者，男性，42岁，肘后包块3天，无压痛。患者外观照见图15-2-3，超声检查见图15-2-4。

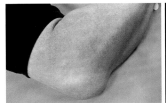
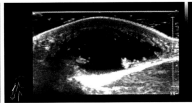
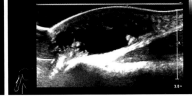

肘后包块3天

图 15-2-3　患者外观照

肘后囊性包块，壁上可见絮状滑膜增生

图 15-2-4　二维超声

超声特征：肘后方尺骨鹰嘴区皮下可探及囊性包块，无包膜，内以无回声为主，壁上可见絮状低回声摆动，不与关节相通。彩色多普勒囊壁上可见点状及棒状血流信号。

小结：

尺骨鹰嘴滑囊炎是人体最常见的表浅滑囊炎，常见原因是局部的反复摩擦挫伤导致滑囊积液和滑膜增生，患者职业常见于学生和工人，因此又叫"学生肘""矿工肘"。滑囊内液体的透声因发病原因而不同，急性的滑囊炎囊内透声好，如果伴有出血或感染则透声欠佳，可出现混合回声，同时伴有疼痛和皮温升高，晶体沉积相关疾病导致的滑囊炎囊液的回声则更高。

治疗及预后：尺骨鹰嘴滑囊炎依据发病原因进行治疗，如为长期摩擦挫伤导致滑囊扩张积液者可在超声引导下对滑囊进行抽吸后注入类固醇混悬液 5 ~ 10 治疗，并注意改变生活或工作方法，避免肘部长期与硬物摩擦接触。如果患者因类风湿、痛风等疾病导致，则需要针对原发病进行治疗。慢性滑膜增生和纤维化可使得滑囊炎表现类似于实性肿瘤，需手术治疗。

（张浩良）

第三节　胫骨结节骨软骨炎

📖 病例

病史：患儿，男，14 岁，左膝关节髌骨下方隆起性包块并疼痛就诊。超声检查见图 15-3-1，图 15-3-2。

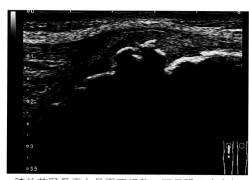

膝关节胫骨平台骨面不规整，可见强回声突起

图 15-3-1　二维超声

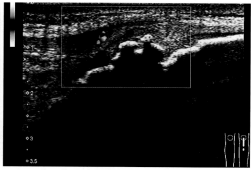

增厚的髌腱止点上探及丰富血流信号

图 15-3-2　彩色多普勒超声

超声特征：髌腱胫骨附着处增厚，回声减低，纤维结构不清晰，深方胫骨平台骨面

毛糙，呈不规则隆起，另可见斑片状强回声分离。彩色多普勒髌腱胫骨平台附着端可见丰富血流信号。

小结：

胫骨结节骨软骨炎多发生在 10~15 岁之间的青少年，此年龄段的患者活动量大，髌腱远端止点附着于胫骨结节骨软骨上，由于反复牵拉刺激，导致肌腱附着端炎、软骨碎裂、软骨异常骨化等一系列病变，急性炎症期可发生胫骨平台处疼痛和肿胀，软骨的异常骨化常使胫骨平台隆起，形成类似包块的外观直至成年。

治疗及预后：胫骨结节骨软骨炎多发生在青少年，胫骨结节软骨骨化完成后一般可自愈，急性期可制动休息、服用非甾体类消炎镇痛药物等，也可给予物理治疗或小针刀治疗，目的也是达到消炎止痛的效果。

（张浩良）

第四节　足底筋膜炎

病例一

病史：患者，女性，28 岁，左足底疼痛 3 月余，近日加重就诊，足底局部压痛明显。超声检查见图 15-4-1，图 15-4-2。

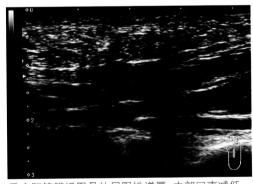

足底跖筋膜近跟骨处局限性增厚，内部回声减低，纤维结构不清晰

图 15-4-1　二维超声

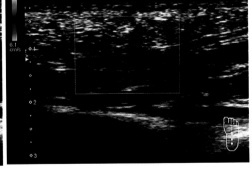

增厚的跖筋膜内未见明显血流信号

图 15-4-2　彩色多普勒超声

病例二

病史：患者，男性，39 岁，足底中部疼痛数日就诊，足底中部局部压痛明显。超声检查见图 15-4-3，图 15-4-4。

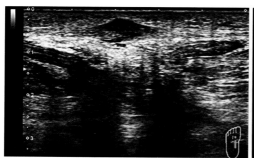

前足足底筋膜局限性增厚，回声减低，纤维结构
不清晰

图 15-4-3　二维超声

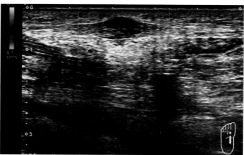

增厚的足底筋膜内未见明显血流信号

图 15-4-4　彩色多普勒超声

超声特征：足底筋膜局限性增厚，呈梭形，回声减低，纤维结构不清晰。彩色多普勒增厚的足底筋膜内未见明显血流信号。

小结：

足底筋膜炎为足底筋膜长期牵拉、摩擦造成的无菌性炎症，以筋膜组织的退行性改变为主，一般以足底跖筋膜跟骨附着端多见，表现为筋膜附着处的增厚、纤维结构不清晰、骨赘形成等，典型症状是休息后尤其是早起初下地疼痛，活动后减轻，走多或站多后又加重。主要鉴别疾病为跖纤维瘤病。

超声：足底跖筋膜局限性增厚，多以近跟骨附着点处常见，厚度一般大于 0.4 cm，回声减低，内仍可见与筋膜连续的纤维结构，彩色多普勒可见少量血流信号，主要鉴别疾病为跖纤维瘤病，已在掌跖纤维瘤病一节进行叙述。

治疗及预后：足底筋膜炎尚无有效的治疗药物，可采取物理治疗、限制活动等非手术治疗方法，如果效果不佳，可采取手术治疗。

（刘勋）

参考文献

［1］ 王坚，朱雄增．软组织肿瘤病理学．2版．北京：人民卫生出版社，2017：1-1450．

［2］ GALLAGER R L，HELWIG E B．Neurothekeoma-a benign cutaneous tumor of neural origin．Am J Clin Pathol，1980，74（6）：759-764．

［3］ 丁华，汪亮亮，许晓琳，等．真皮神经鞘黏液瘤和 Neurothekeoma 的临床病理学对比性研究．中华病理学杂志，2016，45（11）：755-761．

［4］ BOMMIREDDY B，GURRAM V．Deep soft tissue leiomyoma of forearm：a case report and review of literature．J Clin Diagn Res，2016，10（6）：RD03-RD05．

［5］ 徐彬，蒋国平，何瑾，等．彩色多普勒超声诊断婴幼儿脂肪母细胞瘤．中国医学影像学杂志，2011，9（7）：665-667．

［6］ ROSAI J，DORFMAN R F．Sinus histiocytosis with massive lymphadenopathy．A newly recognized benign clinicopathological entity．Arch Pathol，1969，87（1）：63-70．

［7］ 刘佩佩，张翠平，何萍，等．高频超声在外毛根鞘囊肿诊断中的价值．中国超声医学杂志，2019，35（3）：80-82．

［8］ HE P，CUI L G，WANG J R，et al．Trichilemmal cyst：clinical and sonographic features：trichilemmal cyst．Journal of Ultrasound in Medicine：Official Journal of the American Institute of Ultrasound in Medicine，2018，38（1）：91-96．

［9］ 石文媛，夏春霞，周亚静，等．超声对颈动脉体瘤的诊断价值．中国耳鼻咽喉头颈外科，2015，22（6）：293-295．

［10］ 黄春燕，梁峭嵘，梁彤，等．结节性脂膜炎的彩色多普勒血流成像诊断与病理对比分析．上海医学影像，2014，23（2）：158-159，164．

［11］ 熊华花，李泉水，许晓华，等．浅表血管脂肪瘤的超声影像特征及病理成像基础研究．中国超声医学杂志，2012，28（4）：341-344．

［12］ 薛金良，肖鹏，郝爱武，等．右胸壁冬眠瘤一例．临床外科杂志，2019，27（9）：102．

［13］ 刘雪梅，汪石盘．肌间脂肪瘤的超声、CT 表现及病理分析．中国医疗设备，2008，23（11）：146-147．

［14］ 展瑞，赵光明，郭凌川，等．梭形细胞 / 多形性脂肪瘤 8 例临床病理观察．临床与实验病理学杂志，2019，35（3）：48-51．

［15］ 蔡泳仪，方小林，冯建忠，等．高频超声对髌下脂肪垫损伤的诊断价值．泰山医学院学报，

2015（5）：519-521.

［16］ 杨洁，陈涛，赵一冰，等. 肢体脂肪肉瘤的超声表现和病理分析. 中国超声医学杂志，2019，35（2）：164-167.

［17］ 袁晓露，刘原，向婉柳，等. 102例脂肪肉瘤病理学特征及复发病例分析. 临床与病理杂志，2019，39（8）：1628-1633.

［18］ 吴梦洁，胡彧，杭菁，等. 超声造影增强模式诊断软组织肿块的应用价值. 临床超声医学杂志，2019，21（8）：561-564.

［19］ 于永慧，吴晶涛，吴海涛，等. 结节性筋膜炎的影像学表现与病理对照. 临床放射学杂志，2015，34（5）：773-776.

［20］ 王海飞，牛建梅，王冠杰，等. 乳腺结节性非化脓性脂膜炎超声诊断与相关临床表现分析. 中国超声医学杂志，2019，35（10）：956-958.

［21］ 杨帆，吴火林，陈贤翔，等. 神经鞘瘤内靶征的超声诊断价值及形成机制探讨. 中国超声医学杂志，2015，31（9）：824-826.

［22］ 毛翠莲，彭晓静，胡彧，等. 软组织血管平滑肌瘤声像图特点的回顾性分析. 中国超声医学杂志，2017，33（12）：1108-1110.

［23］ 徐亚丹，王文平，王群，等. 二维超声及超声造影在腹部侵袭性纤维瘤病的诊断研究. 中国超声医学杂志，2019，35（6）：573-575.

［24］ 佟桂珍，谷丽娟，范永红，等. 弹力纤维瘤22例临床病理分析. 诊断病理学杂志，2016，23（7）：485-487.

［25］ 崔淼，许春伟，吴永芳，等. 黏液炎性纤维母细胞肉瘤临床病理分析合并文献复习. 实用癌症杂志，2016（2）：310-312.

［26］ 余惠丽，徐勋华，陈刚，等. 右股后肌间隙黏液炎症性纤维母细胞肉瘤一例. 放射学实践，2019，34（10）：1175-1176.

［27］ 廖谦和，徐丹，毛飞. 颈部胸锁乳突肌增生性肌炎1例报道. 诊断病理学杂志，2017，24（8）：616-617，621.

［28］ 丁洪基，王贵珍，王灿，等. 局限型腱鞘巨细胞瘤临床病理分析. 中华临床医师杂志（电子版），2020，14（2）：110-115.

［29］ 王智清，陶芳旭，张其林，等. 妊娠期口底软组织巨细胞瘤1例. 中国医学影像技术，2019，35（12）：1925-1926.

［30］ 金玉梅，王叶武，李艳丽. 局限性骨化性肌炎CT、MRI表现与相应病理分析. 实用医学杂志，2016，32（24）：4073-4076.

［31］ 贝旭雯，葛宇曦，徐雷鸣. 腱鞘纤维瘤和腱鞘巨细胞瘤的MRI特征分析及鉴别诊断. 中华放射学杂志，2017，51（8）：602-606.

［32］ 徐国翔，殷学民，吕晓智，等. 口腔颌面部炎症性肌纤维母细胞瘤8例临床分析. 中国口腔颌面外科杂志，2012，10（2）：165-169.

［33］ 吴凤芸，滕鑫，韩彤亮. 孤立性纤维性肿瘤超声造影和病理学诊断特征分析. 中华诊断学

电子杂志，2020，8（1）：18-22.

［34］唐远姣，向茜，邱逦. 婴儿指趾纤维瘤超声表现（附2例报道）. 中国医学影像技术，2015，31（4）：638-639.

［35］刘永霞，周桂芝. 婴儿纤维性错构瘤一例. 中国麻风皮肤病杂志，2019，35（3）：166-167.

［36］刘中华，曾志雄，黄阿评. 隆突性皮肤纤维肉瘤的超声表现. 中国中西医结合影像学杂志，2019，17（6）：648-650.

［37］周慧霞. 9例隆突性皮肤纤维肉瘤的临床病理特征分析. 实用癌症杂志，2019，34（6）：1044.

［38］张蒙，王学梅，桑亮，等. 网膜低度恶性黏液纤维肉瘤超声表现1例. 中国临床医学影像杂志，2020，31（3）：224-225.

［39］王玉，王晓曼，贾立群，等. 婴儿型纤维肉瘤与软组织血管瘤的超声鉴别诊断. 中华超声影像学杂志，2019，28（11）：994-998.

［40］鲁智礁，李佩玲. MR诊断上臂高度恶性黏液纤维肉瘤1例. 中国临床医学影像杂志，2019，30（12）：910-911.

［41］蒋华军，吴成波，曲巍. 甲下血管球瘤的手术疗效分析. 中华手外科杂志，2018，34（4）：278-280.

［42］范志娜，吴刚，袁建军，等. 高频超声在甲下血管球瘤术前诊断中的价值. 中华手外科杂志，2016，32（4）：309-310.

［43］金永红，杨海燕，朱祥胜，等. 高频超声在血管球瘤诊断中的价值. 蚌埠医学院学报，2018，43（9）：1195-1197.

［44］邢刚. 错构瘤的病理与影像. 医学综述，2011，17（6）：937-940.

［45］张萍娟，刘洁，王文利，等. 彩色多普勒超声误诊皮肤平滑肌瘤1例. 世界最新医学信息文摘（电子版），2014（18）：156.

［46］许晶晶，韦永中，李菊明. 四肢软组织平滑肌肉瘤的治疗与预后探讨. 中国肿瘤外科杂志，2017，9（1）：25-28.

［47］范帆，包强，王尔祯，等. 四肢软组织平滑肌肉瘤的磁共振诊断. 放射学实践，2010，25（5）：546-549.

［48］杨丽，张红娟，杨守京. 梭形细胞/硬化性横纹肌肉瘤20例临床病理学观察. 中华病理学杂志，2020，49（4）：336-342.

［49］王宁. 儿童头颈部横纹肌肉瘤的超声表现. 2018海峡两岸医药卫生交流与合作会议暨第十届海峡两岸超声医学高端论坛论文集，2018：1054.

［50］李丽，李旭明，王小平，等. 三维彩色血管能量成像对软组织蔓状血管瘤的诊断. 中国超声医学杂志，2009，25（6）：598-600.

［51］付小兵. 超声对软组织海绵状血管瘤的诊断价值. 中国实用医药，2015，10（13）：15-16.

［52］罗萍，刘波，孙小菁，等. 高频彩色多普勒超声诊断四肢肌间血管瘤的价值. 中国中西医结合影像学杂志，2010，8（1）：74-75.

［53］ 臧艳姿，郭晓楠，董长宪，等. 软腭特殊肉芽肿性血管瘤一例. 中华医学杂志，2020，100（14）：1115-1116.

［54］ 彭艳，周伟，詹维伟. 甲状腺乳头状癌颈部淋巴结清扫术后颈部创伤性神经瘤的超声表现. 中国医学影像技术，2017，33（6）：859-862.

［55］ 蒋京真，卢漫，成雪晴. 超声引导下莫顿神经瘤注射治疗的临床研究. 中国超声医学杂志，2018，34（5）：453-456.

［56］ 刘勋，陈霰. 超声对不同软组织层次浅表神经鞘瘤诊断准确性的差异性分析. 中国超声医学杂志，2019，35（7）：647-649.

［57］ 索海强，王志伟，梁寒光，等. 左大腿股薄肌内颗粒细胞瘤 1 例. 中国骨伤，2020，33（4）：352-355.

［58］ 蒋雪兵，张磊，孙蒙，等. 混杂性神经鞘瘤/神经束膜瘤 35 例临床病理学分析. 中华病理学杂志，2019，48（9）：688-693.

［59］ 马琪超，裴红红，赵利华，等. 儿童左上肢恶性外周神经鞘膜瘤的诊治. 中华手外科杂志，2019，35（5）：383-384.

［60］ 史淼，亓恒涛，王倩，等. 彩色多普勒高频超声对腹壁子宫内膜异位症的诊断价值研究. 中华疝和腹壁外科杂志（电子版），2014，8（3）：237-239.

［61］ 包晓霞，王志启，王建六，等. 脐部原发子宫内膜异位症 1 例. 实用妇产科杂志，2012，28（9）：781-782.

［62］ JAYARAM A, MASLAMANI NJA, RAHIMAN NAPA, et al. Rosai-Dorfman disease with paravertebral and epidural thoracic spine involvement：A case report and literature review. Radiology case reports, 2020, 15（5）：484-488.

［63］ 周黎，郑元义，印国兵，等. 左肩关节原发性恶性黑色素瘤 1 例. 中国医学影像技术，2015，31（5）：773.

［64］ 桂冬冬，余铜生，姚丰. 超声诊断臀部皮肤恶性黑色素瘤 1 例病例报道及文献复习. 中国当代医药，2015，22（27）：177-179.

［65］ 刘玉珂，李培岭，申晟，等. 滑膜血管瘤的 MRI 诊断价值. 实用放射学杂志，2017，33（12）：1906-1909.

［66］ 李万鹏，赵利敏，徐宏鸣，等. 婴儿颈部巨大囊性淋巴管瘤 3 例治疗体会. 中国眼耳鼻喉科杂志，2017，17（5）：345-347.

［67］ 刘菊仙，邱逦，文晓蓉，等. 小儿淋巴管瘤超声及临床病理特点. 四川大学学报（医学版），2017，48（6）：949-952，962.

［68］ 夏瑜，王宇翀，薛春雨. 血管肉瘤的研究进展. 中国美容整形外科杂志，2020，31（4）：227-229.

［69］ 韩鄂辉，吕志红，洪玮，等. 乳腺血管肉瘤的超声造影表现 1 例. 中国临床医学影像杂志，2014，25（7）：527-528.

［70］ 王勇，白玲，毛京宁，等. 乳腺癌患者胸壁软组织结构异常区的超声检测. 临床超声医学

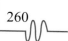

杂志，2012，14（10）：659–662.

［71］ 臧雪丹，张萍，郭秀丽. 超声诊断鳃裂囊肿合并感染 1 例. 中国超声医学杂志，2019，35（4）：334.

［72］ 张波，杨筱，姜玉新，等. 鳃裂囊肿和鳃裂瘘管的超声成像特征. 协和医学杂志，2014，5（3）：312–317.

［73］ 袁鑫慧，向茜，王丽芸，等. 浅表部位皮样囊肿临床及超声特征分析. 中国超声医学杂志，2020，36（2）：139–141.

［74］ 朱晨霞，周翔，杨云，等. 超声检查对甲状腺舌管囊肿与颈前区中线皮样囊肿的诊断价值. 中华实用诊断与治疗杂志，2018，32（8）：803–805.

［75］ 吴国柱，红华，汪东，等. 体表高频超声对表皮样囊肿诊断价值. 中华临床医师杂志（电子版），2017，11（7）：1126–1129.

［76］ 于瑞星，薛珂，沈雪，等. 高频超声在皮肤黑素瘤的临床应用价值. 皮肤科学通报，2018，35（2）：216–220.

［77］ 刘伊铃，朱笔挥，邱逦. 脂囊瘤的超声特征分析. 中国超声医学杂志，2020，36（1）：70–72.

［78］ 杨林，骆洪浩. 毛母质瘤的声像图特征分析. 临床超声医学杂志，2016，18（3）：203–205.

［79］ SACHANANDANI N S, BROWN J M, ZAIDMAN C, et al. Intraneural perineurioma of the median nerve: case report and literature review. HAND, 2010, 5（3）：280–293.

［80］ 陈晓芳，张迎春，迟玉双. 三种不同组织类型的周围神经肿瘤超声声像图特点分析. 中国实验诊断学，2013，17（9）：1725–1726.

［81］ 潘旭红，王宁，刘旭林，等. 超声和 X 线平片联合诊断膝关节滑膜骨软骨瘤病的临床价值研究. 临床超声医学杂志，2016，18（6）：393–396.

［82］ 张明智，杨顺杰，陈刚，等. 膝关节滑膜血管瘤的超声诊断分析. 中国循证医学杂志，2020，20（5）：531–535.

［83］ 田梅，邱逦. 皮肤非典型性纤维黄色瘤超声表现 1 例. 中国超声医学杂志，2018，34（12）：1065.

［84］ 张若冰，陈涛，赵一冰，等. 超声对弥漫性腱鞘巨细胞瘤术前检查及术后随访的临床意义. 中国超声医学杂志，2018，34（3）：286–288.

［85］ LEE M W, CHOI J H, SUNG K J, et al. Palisaded and verocay body prominent leiomyoma of deep soft tissue. J Dermatol, 2002, 29（3）：160.

［86］ 陈涛，郭稳，赵一冰，等. 儿童长骨尤文氏肉瘤超声诊断价值. 中国超声医学杂志，2014，30（10）：930–933.

［87］ 王晓涛. 腰背部骨外骨肉瘤 1 例. 中国超声医学杂志，2018，34（4）：299.

［88］ 唐胜滢，孙诚，钱晓莉，等. 原发性乳腺骨肉瘤超声表现 1 例. 临床肿瘤学杂志，2020，25（4）：383–384.

［89］ 江文辉，温江妹，许春伟，等. 未分化多形性肉瘤的临床病理分析. 临床与病理杂志，2020，40（4）：837–842.

［90］钟群，方梦诗，张盼，等. 血管黏液瘤的临床与影像表现探讨. 临床放射学杂志，2015，34（5）：784-788.

［91］陈璐，陈莉，王婧玲，等. 外阴浅表性血管黏液瘤高频超声表现1例. 中国医学影像技术，2019，35（4）：525.

［92］李少君，梁彤，何秀珍，等. 肿瘤样钙质沉着症超声图像表现分析. 中国超声医学杂志，2016，32（2）：187-189.

［93］曹燊，陈涛，赵一冰，等. 超声对肢体滑膜肉瘤的诊断及术后随访价值. 中国超声医学杂志，2018，34（12）：1139-1141.

［94］郑朋超，王学梅，李银燕，等. 前臂上皮样肉瘤1例报告并文献复习. 中国医科大学学报，2019，48（9）：857-858.

［95］陈丽，文灿，熊祎玭. 腺泡状软组织肉瘤影像学表现1例. 中国医学影像学杂志，2019，27（11）：850，852.

［96］邝平定，张敏鸣，邵国良，等. 软组织多形性透明变性血管扩张性肿瘤1例报告及文献复习. 实用放射学杂志，2007，23（10）：1312-1314，1346.

［97］赵亚楠，吴顺营，朱浩，等. 超声引导下挤压引流并注射倍他米松治疗腱鞘囊肿的临床疗效. 中国超声医学杂志，2019，35（8）：761-763.

［98］张福. 胫骨结节骨软骨炎的影像学诊断与鉴别诊断. 中国医师进修杂志，2012，35（z1）：133-134.

［99］栗平，王东海，郭芳芳，等. 超声引导足底筋膜炎治疗的临床价值. 中国医学影像学杂志，2019，27（1）：46-49.

［100］李传红，刘旭林，王允芹，等. 肌肉血肿的超声诊断及动态观察. 中国现代医生，2008，46（27）：122-123.

［101］陈文雪，苏杏满，米文育. 盆腔侵袭性纤维血管黏液瘤二例报告. 天津医药，2004，32（1）：54-55.

［102］陈娜燕，朱建平，周初勋. 表浅血管黏液瘤的超声影像2例. 中国超声医学杂志，2015，31（4）：383.

［103］邹林娟，闫胜平，王义，等. 左大腿腺泡状软组织肉瘤超声表现1例. 临床超声医学杂志，2008，10（11）：757.

［104］杨林根，郭春生，刘昌华. 腺泡状软组织肉瘤的CT及MRI影像学表现. 医疗卫生装备，2019，40（5）：54-56，65.